愿康复如初

再启有声之宴

聆听世界乐章

贺漫话耳蜗出版 林帝浣题

漫话耳蜗

主 编 杨海弟 郑亿庆

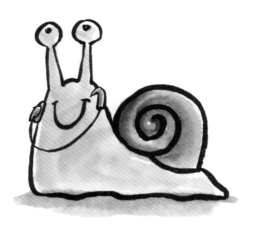

科学技术文献出版社
SCIENTIFIC AND TECHNICAL DOCUMENTATION PRESS

·北京·

图书在版编目（CIP）数据

漫话耳蜗 / 杨海弟，郑亿庆主编. -- 北京：科学技术文献出版社，
2024. 7. -- ISBN 978-7-5235-1482-5

Ⅰ. R318.18-49

中国国家版本馆 CIP 数据核字第 2024FN5137 号

漫话耳蜗

策划编辑：王黛君　责任编辑：宋嘉婧　责任校对：张永霞　责任出版：张志平

出　版　者	科学技术文献出版社
地　　　址	北京市复兴路15号　邮编　100038
编　务　部	（010）58882938，58882087（传真）
发　行　部	（010）58882905，58882868
邮　购　部	（010）58882873
官 方 网 址	www.stdp.com.cn
发　行　者	科学技术文献出版社发行　全国各地新华书店经销
印　刷　者	北京地大彩印有限公司
版　　　次	2024年7月第1版　2024年7月第1次印刷
开　　　本	880×1230　1/32
字　　　数	147 千
印　　　张	7.5
书　　　号	ISBN 978-7-5235-1482-5
定　　　价	52.80元

版权所有　违法必究

购买本社图书，凡字迹不清、缺页、倒页、脱页者，本社发行部负责调换

编委会

主编　杨海弟　郑亿庆

编者（以姓氏笔画为序）

亓贝尔　首都医科大学附属北京同仁医院
卢韦欣　广州市第十二人民医院
史文迪　杭州仁爱耳聋康复研究院
冯天赐　中山大学孙逸仙纪念医院
刘　鹏　中山大学孙逸仙纪念医院
杨海弟　中山大学孙逸仙纪念医院，广州新华学院
杨嘉仪　广州市中西医结合医院，广州新华学院
邱泽恒　中山大学孙逸仙纪念医院
何咏欣　华中科技大学协和深圳医院（南山医院）
何淑敏　南方医科大学南方医院，广州新华学院
汪嘉城　浙江中医药大学
张毅琳　华南理工大学附属第六医院，广州新华学院
陈倬谐　中山大学孙逸仙纪念医院
林晓婷　中山市中医院
罗伊雯　浙江中医药大学
郑亿庆　中山大学孙逸仙纪念医院，广州新华学院
高敏倩　中山大学孙逸仙纪念医院，广州新华学院
黄夏茵　中山大学孙逸仙纪念医院
曹永茂　武汉大学人民医院（湖北省人民医院）
梁婉珊　广州医科大学附属第二医院，广州新华学院
谭紫妍　广州新华学院

秘书　高敏倩
绘画　何咏欣　罗嘉伦（广州卫生职业技术学院）

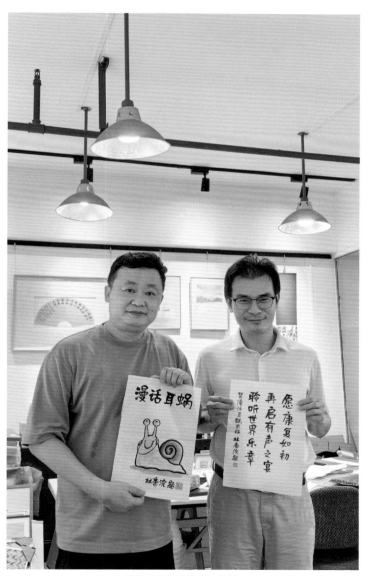

作者与题字老师合影

自　序

随着医疗卫生科技的不断飞跃，人工耳蜗技术日益成熟并应用到临床实践。人工耳蜗被誉为最成功的人造器官及最成功的脑机接口，它为听力障碍患者开启了有声世界的大门，大幅提升了患者的生活质量。

人工耳蜗技术的进步，不仅为听力障碍患者创造了福祉，也为医疗健康领域注入了创新活力。本书深入浅出地剖析了耳蜗的基本构造与功能机制、助听设备的挑选策略，系统地阐述了人工耳蜗的前沿理论与应用实践，内容涵盖人工耳蜗的核心技术及术后至关重要的康复计划。此外，书中着重强调了人工耳蜗的精准匹配、安装技巧及日常使用方法，帮助使用者最大限度地减轻不便与痛楚。

作为一本深入介绍人工耳蜗的书籍，本书巧妙融合了专业论述与通俗表达，运用生动的漫画，以趣味卡通形式展现人工耳蜗的复杂技术、产品、功能、实用操作，以便读者更好地理解人工耳蜗的内容。同时，作者也在书中分享了很多真实的案例分析，供听力障碍患者、家属及广大医疗专业人员参考，力求使本书成为一本全面且易懂的指南，为所有关注人工耳蜗领域的读者带来价值。

　　总而言之，本书编者为了帮助听力障碍患者和相关从业者更好地理解人工耳蜗的内容，做出更好的治疗选择，秉承"以人为本，普及新知"的精神，采用专业又通俗的语言，尽力将人工耳蜗这一科技的应用普及化。希望读者们通过阅读本书能解决实际遇到的与人工耳蜗相关的问题，提高生活质量。

　　本书自《漫话耳鸣》一书出版后，又历经两年多的时间才得以修改完成，是漫话系列丛书的第二部。日后我们还会继续完善漫话系列丛书，希望通过这一系列的科普书籍，能让更多人较为全面地了解耳鸣、人工耳蜗等有关听力科学的知识。如果你是听力障碍者或有关从业者，如果你在反复思考这个问题："什么是人工耳蜗？"那么本书将是你的不二之选！

　　在此特别感谢我的导师郑亿庆教授对本书的大力支持！

　　由于编者精力、能力、时间有限，书中难免会出现疏漏或不当之处，恳请各位读者不吝赐教。

2024 年 5 月

目　录

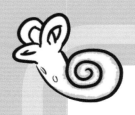

第一章

耳蜗：感知声音的神奇魔法师

耳朵的"地下室"——耳蜗

耳蜗的位置在哪里？它有什么生理功能呢？

耳蜗是内耳的重要组成部分，与听力具有密不可分的关系。

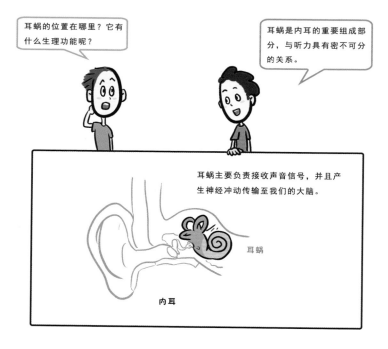

耳蜗主要负责接收声音信号，并且产生神经冲动传输至我们的大脑。

耳蜗

内耳

声波被外耳收集和中耳放大增益后，通过卵圆窗传递到耳蜗……

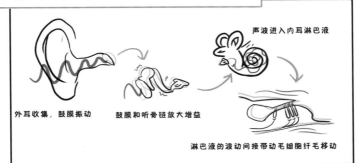

声波进入内耳淋巴液

外耳收集，鼓膜振动

鼓膜和听骨链放大增益

淋巴液的波动间接带动毛细胞纤毛移动

耳蜗里面充满了液体，振动会使液体产生涟漪，这些波动的涟漪会推动基底膜和盖膜产生剪切运动，使毛细胞的纤毛移动，这就是耳蜗的传声功能。

一个耳蜗内大约有3500个内毛细胞和12，000个外毛细胞，是我们耳蜗感音功能的产生部分。我们可以把耳蜗想象成一个歌剧院，毛细胞们就是里面负责演奏乐曲的音乐家们。

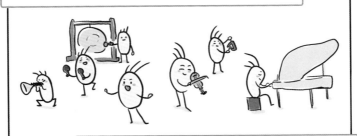

每个毛细胞的头顶上有长度不一的纤毛，这些纤毛不仅可以帮助毛细胞们接收声波的机械振动，还是毛细胞们演奏乐曲的重要乐器。

听起来好神奇呀！毛细胞们演奏的音乐都是什么样子的呢？

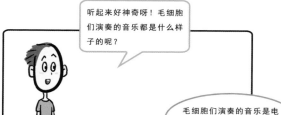

毛细胞们演奏的音乐是电波，也就是生物电信号。

这些生物电信号会通过它们脚下的神经突触传递给耳蜗神经。

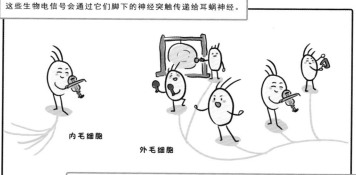

内毛细胞

外毛细胞

人体内的耳蜗神经纤维一共有30,000根，一个内毛细胞可以兴奋多个神经纤维，多个外毛细胞则是一起合用一个神经纤维。

这些神经纤维最终集结成更为粗大的耳蜗神经电缆，把毛细胞们演奏的生物电信号继续传给大脑的听觉中枢，待听觉中枢进行分析、加工、整合、处理后，最终形成听觉。

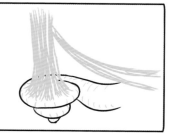

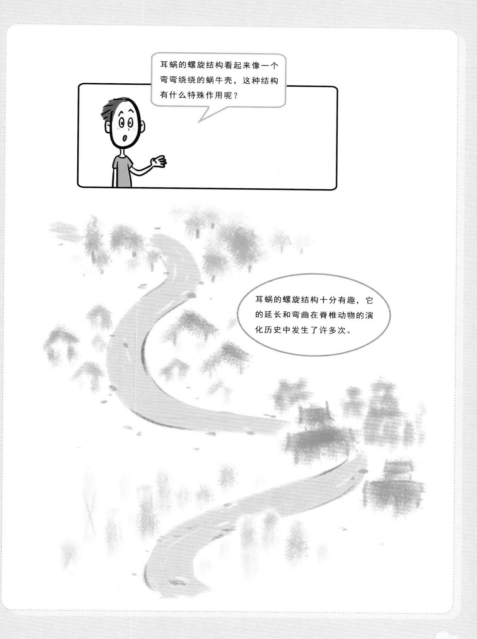

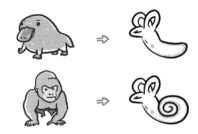

有意思的是，在食蚁兽及鸭嘴兽等卵生哺乳动物中，耳蜗已经有一定程度的延长，但是并没有螺旋的卷曲结构。随着物种不断进化，有袋类和胎盘类哺乳动物出现蜗牛形状卷曲的耳蜗。耳蜗结构的延长可以感受更高频率的声音，有利于动物的生存。

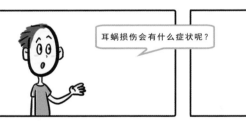

耳蜗损伤会有什么症状呢？

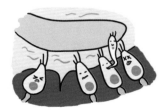

一般情况下，长时间暴露在噪声环境中会导致耳蜗毛细胞死亡，这种不可逆转的损伤会导致听力下降，并且很难通过药物治疗恢复和改善。此时只能根据听力下降程度的不同选择助听器或人工耳蜗来恢复听力。

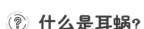 什么是耳蜗？

　　清晨鸟儿的吟唱，夜晚昆虫的交响，大自然美妙的旋律都要通过耳朵传递给大脑。耳朵是感受声音的器官，而耳蜗就是将声音信号转化为电信号的生理结构，也是耳朵的"地下室"。

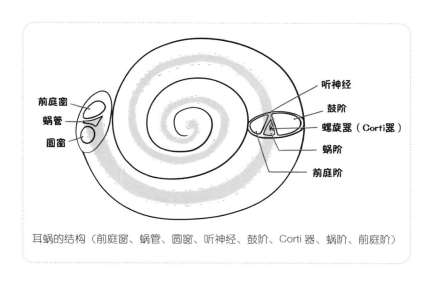

耳蜗的结构（前庭窗、蜗管、圆窗、听神经、鼓阶、Corti 器、蜗阶、前庭阶）

　　耳蜗是构成内耳的主要结构之一。这个豌豆大小的"地下室"构造像极了蜗牛的蜗壳，因此被称为耳蜗。耳蜗长度大约 30 mm，蜗牛壳一样的结构绕着轴心螺旋环绕 2.5 ～ 2.75 周。螺旋状的地下室是内耳骨迷路的一部分。而耳蜗这个地下室实际上又被分为三个房间，每个房间内都充满了淋巴液，最上方为前庭阶，最下方为鼓阶，其中充满外淋巴液；中间为蜗管，充满内淋巴液。其中，前庭阶与卵圆窗膜相接，鼓阶与蜗窗膜相连，前庭阶在耳蜗顶部与鼓阶相联通。鼓阶在耳蜗顶部通过蜗孔与前庭阶中的外淋巴流通。

耳蜗中的一个重要的结构就是 Corti 器。Corti 器像发电厂的换能器一样，是机械能转化为电能的场所，也是将声波转化为神经冲动的重要器官。Corti 器位于基底膜上，其主要由支持细胞与具有纤毛的听觉细胞（或称毛细胞）所组成。毛细胞具有感受声音的作用。在扫描电镜下，内毛细胞顶端的纤毛按照一字形、由低到高排列，外毛细胞顶端的纤毛按照倒过来的"W"形状排列。每个毛细胞均与神经纤维形成突触联系。毛细胞的上方有盖膜，与毛细胞的纤毛相接触。外界声波通过淋巴液振动基底膜，使毛细胞触动盖膜产生剪切运动，产生的机械能由毛细胞转换成生物电能，产生神经冲动，再经听神经传到听觉中枢，变为听觉。

⑦ 声波是如何被我们的耳蜗感知，并且将声音信号传递到大脑的呢？

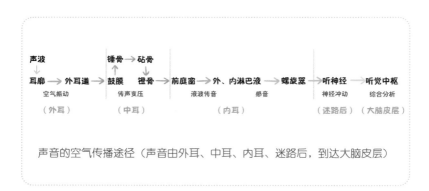

声音的空气传播途径（声音由外耳、中耳、内耳、迷路后，到达大脑皮层）

　　声音被大脑感知的过程中，耳蜗发挥了十分重要的作用。例如在一场音乐会中，钢琴演奏时会在空气中发出声波。声波经耳廓收集，通过外耳道到达鼓膜（这个薄膜大约只有一角硬币大小的一半），使得鼓膜发生振动，引起鼓阶外淋巴液的震动以及前庭阶与鼓阶的相对流动，使基底膜与盖膜之间产生剪切运动。前庭阶的外淋巴液比鼓阶的外淋巴液多，容量比大约为 5 : 3，而蜗窗的活动度是前庭窗的 5 倍。

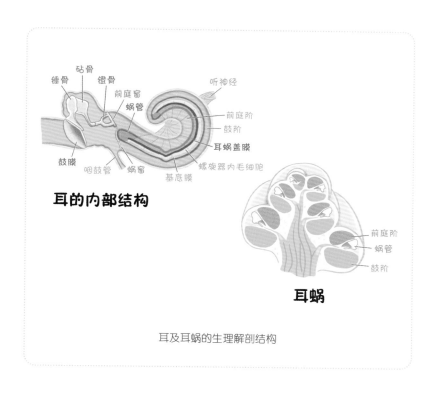

耳的内部结构

耳蜗

耳及耳蜗的生理解剖结构

因此，声音传播过程中产生的机械能量使得迷路骨壁受到压缩，外淋巴液由前庭阶向着鼓阶流动，使得蜗窗膜外突，基底膜向下移动。这种相对运动刺激 Corti 器内的内毛细胞与外毛细胞。Corti 器还有另一个名字叫做螺旋器。耳蜗里面的声波产生的振动会使得内淋巴液振动而形成波浪。耳蜗里面的毛细胞在这些波浪上"冲浪"，声音由机械能转化为电能的过程就是耳蜗中毛细胞做"冲浪运动"的过程。具体来说，有一种像毛发一样的组织叫做静纤毛，这些静纤毛坐落在毛细胞的顶部，并且聚集在耳蜗里面形成纤毛束。耳蜗内的纤毛束在"冲浪"时发生位移，从而将声波运动转化为电信号。随着纤毛束的移动，离子涌入毛细胞的顶部，使得化学物质在毛细胞的底部释放，这些化学物质与听觉神经毛细胞结合就产生了电信号。这些电信号沿着听觉神经一路传递到大脑。咦？是不是感觉听到了什么呢？

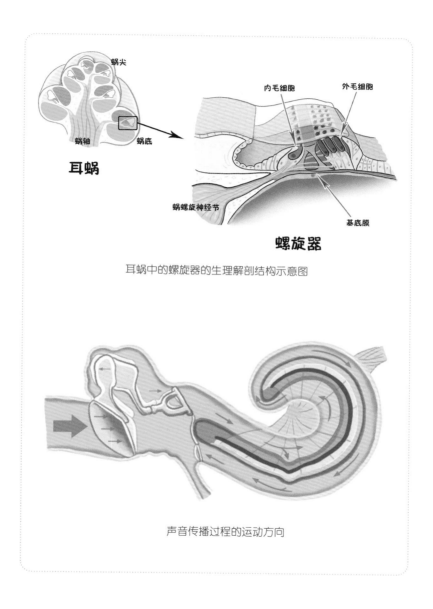

耳蜗中的螺旋器的生理解剖结构示意图

声音传播过程的运动方向

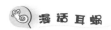

(?) 为什么耳朵可以感受到声音的不同频率？

人类的听觉范围是 20 ～ 20,000 Hz。声音有不同的音调，声波的频率越高音调就越高。不同的歌手音调的高低有所不同，男高音歌唱家声音高亢嘹亮，男中音歌唱家声音粗犷宽阔，男低音歌唱家声音低沉浑厚。那么耳朵是如何辨别不同声音的频率呢？

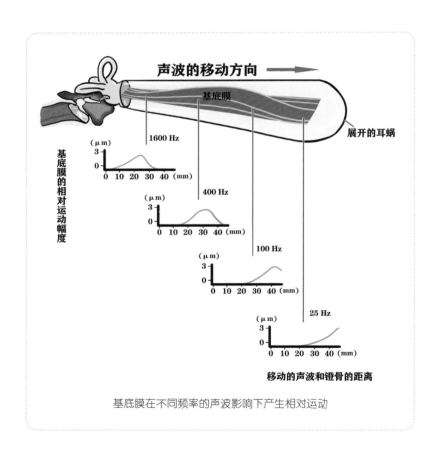

基底膜在不同频率的声波影响下产生相对运动

外周听觉系统的作用就像频谱分析仪一样，将复杂的声音信号转化为具有频率和强度特征的电信号。耳蜗中能够区分声波不同频率的重要结构称为基底膜。人类的基底膜长度大约为 31 mm。它的结构十分特殊，就像乐器上的弦一样，其不同位置的宽度和刚度都不同。基底膜的"弦"具有不同的属性。靠近镫骨处的蜗底的基底膜宽度最小，随后逐步增宽，蜗顶处的基底膜最宽。那么基底膜的这种特殊结构的作用是什么呢？声波的振动能够引起基底膜的振动。只有特定频率段的声波可以与基底膜的特定位置产生共振频率，此时该位置的振动幅度最大。基底膜的这种特性就像一只精准的手，挑选出不同频率的声波进行编码分析。每只手只会将与自己中心频率相一致的声波中的频率信息提取出来并加以分析，分析声音传输的滤波器频率是从高到低的，对应耳蜗的部位是从蜗底到耳蜗顶。耳蜗特定部位对应特定频率进行分析的方式称为位置编码。

蜗底的外毛细胞对高频信号敏感，蜗顶的外毛细胞对低频信号敏感，并且基底膜上某一部位毛细胞的最敏感频率与基底膜该部位的调谐频率大体相同。因此，当某一频率振动能量到达基底膜，与之相对应的区域就会出现最大振幅，并引起外毛细胞的收缩运动，从而让基底膜的振动进一步增强，振幅在原有的基础上也进一步增大，这种机制被称为耳蜗的放大机制。依靠外毛细胞的收缩运动，基底膜对声波频率分析的灵敏度增加。内毛细胞是感受基底膜振动并把振动信号转换成生物电信号的重要结构，因此，当基底膜的频率分辨能力增强时，相应部位的内毛细胞对频率的选择性也增强。内毛细胞感受振动能量并随着声波的周期发生电位变化，释放神经递质，刺激听神经发放神经冲动，这就是听神经的"锁相现象"，即耳蜗对频率分析的时间编

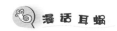

码。同基底膜一样，内、外毛细胞和听神经也具有频率调谐特性，即耳蜗内不同部位的听神经对不同的频率敏感性不同。将单个神经纤维在各个频率纯音刺激下的激发阈值绘制成图，称为调谐曲线，用相对较低强度刺激即可达到激发阈值所对应的频率，称为最佳频率。因此，我们的大脑可以"数出"声音的频率，让我们听到不同频率的声音。

⑦ 如何保护我们的耳蜗呢？

耳蜗毛细胞一旦摆过了极限，就造成发束折断，导致无法继续工作。耳蜗毛细胞经过长久摆动接近极限时，就会像人一样在剧烈运动后需要休息。因此，外毛细胞受损后，较小的声音传入耳蜗时就无法使外毛细胞接触覆膜摆动发束，也就无法产生神经冲动；内毛细胞无法产生声音电信号，大脑也就听不到声音。所以生活中要避免长时间暴露在高分贝（85分贝以上）的噪声环境中，减少耳膜穿孔及耳蜗毛细胞受损的可能。

（刘鹏　林晓婷　郑亿庆）

"伤不起"的耳蜗

我小学的时候生病了，医生给我耳朵打了药，当时并没有察觉到右耳有异常，直到读大学和同学交流音乐才意识到自己的右耳出现了问题，所以来门诊咨询。

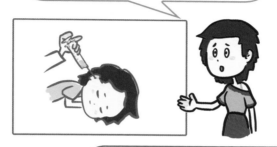

药物就像是一把双刃剑，一方面可以帮助我们战胜病魔，治疗疾病；另一方面也可能伤害我们的身体。你这种情况可能是因为使用了具有耳毒性的药物，右耳听神经系统中毒性损伤，进而引发的单侧聋。

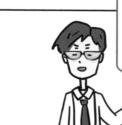

医生，我还能恢复听力吗？以后怎么预防啊？

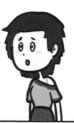

这种情况可以使用助听器或人工耳蜗来改善听力。

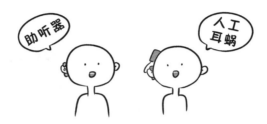

多了解有致聋风险药物，非必要不使用或尽量采用可替代的药物。如果一定要使用，要慎用并采取一定的保护措施。

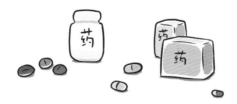

好的，谢谢医生，我以后会多加注意的。

医生，我上个月熬夜赶工作的第二天，双耳一直"嗡嗡"响，然后就听不清楚了。住院治疗后听力恢复了，但耳鸣还一直在，所以来复诊看看是什么情况。

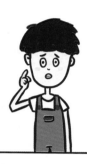

我看你的病历上写上个月患的是突发性聋，这个病及时治疗，大部分患者的听力能有改善。你的耳鸣，可能是治疗后的残余症状。耳鸣可能会影响到心理健康和生活质量。你感觉现在受影响程度大吗？

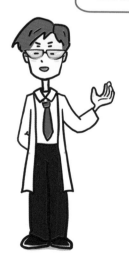

是的医生，耳鸣严重影响了我的生活和工作，有什么办法可以减轻这种痛苦啊？

继续现在的药物治疗，再行一些治疗耳鸣的物理方法，如声音掩蔽治疗和习服治疗，就是用背景音或与耳鸣相似的声音来掩盖或抵消耳鸣的声音，从而减少耳鸣的干扰，转移你的注意力。

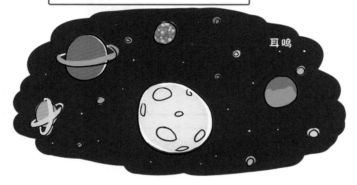

背景音或与耳鸣相似的声音

注意保持良好的睡眠，规律作息，不要过于紧张和焦虑。

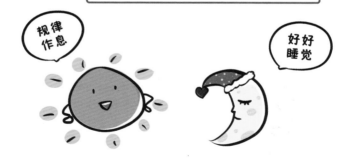

漫画中可以看到，耳毒性的药物和熬夜等因素均可以引起耳聋、耳鸣、耳闷等症状。那什么是耳聋？

❓ 什么是耳聋？

听觉系统中，传音、感音及其听觉传导通路中的听神经和各级中枢发生病变，引起听觉功能障碍，产生不同程度的听力减退，统称为耳聋。

我们根据病变的部位，可以把耳聋性质分为传导性、感音神经性，以及混合性。我们知道人的耳朵分为三个部分，从外到内分别是外耳、中耳、内耳。传导性聋的病变部位主要发生在外耳或中耳，感音神经性聋是由内耳耳蜗或蜗后听觉传导通路病变引起的，混合性耳聋就是传导性聋和感音性聋的结合体，即耳的传音和感音部分都有病变。

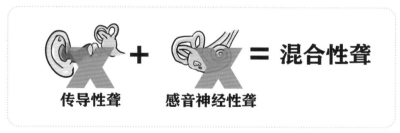

但是仅仅知道耳聋的性质还远远不够，我们还需要了解耳聋的程度，为听觉损失的患者制定个性化的听觉重建方案。根据 2021 年世界卫生组织（WHO）发布的听力损失程度分级标准，我们将听力损失的程度划分如下：

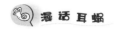

2021 年 WHO 发布的听力损失程度分级标准

分级	较好耳的平均听阈（dB HL）	多数成年人在安静环境下的听觉感受	多数成年人在噪声环境下的听觉感受
正常听力	< 20 dB HL	听声音没有问题	听声音几乎没有问题
轻度听力损失	20~ < 35 dB HL	交谈对话没有问题	可能听不清交谈的声音
中度听力损失	35~ < 50 dB HL	可能听不清交谈的声音	听不清部分交谈声，交谈有困难
中重度听力损失	50~ < 65 dB HL	难以听清交谈声，提高音量可以听清	大部分交谈对话都很困难
重度听力损失	65~ < 80 dB HL	难以听清交谈声，即使提高音量也听不清	难以交谈对话
极重度听力损失	80~ < 95 dB HL	大声说话也难以听清	听不见说话的声音
完全听力损失/全聋	≥ 95 dB HL	听不见说话声和大部分环境声	听不见说话声和大部分环境声
单侧聋	好耳 < 20 dB HL 差耳 > 35 dB HL	声音在差耳一侧时可能有问题；声源定位可能有困难	交谈对话和声源定位可能存在困难

注：本表适用于成人，仅供流行病学研究使用。

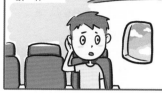

医生，我在坐飞机时感觉右耳是堵的，听别人说话像隔了一层膜一样……

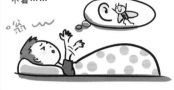

晚上安静的时候感觉右耳里面有虫子在叫，吵得我整晚都睡不着……

医生，我的右耳里面是不是进了什么东西啊？我该怎么办啊？

先别着急，让我看看……

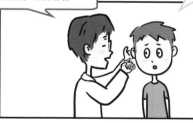

你的右耳鼓膜内陷，鼓室里面有积液，这是分泌性中耳炎。分泌性中耳炎可能会让你耳朵闷堵，听不清声音。

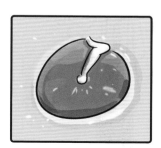

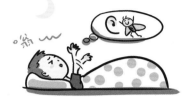

你怀疑右耳里面进了东西，但是刚刚看你的右耳道里没有其他异物，晚上的虫子叫有可能是分泌性中耳炎引起的耳鸣症状。不用担心，遵医嘱治疗就好。

医生，经过这段时间的治疗，我感觉好多了，右耳不堵了，晚上也没有耳鸣了。

过了一个星期……

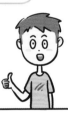

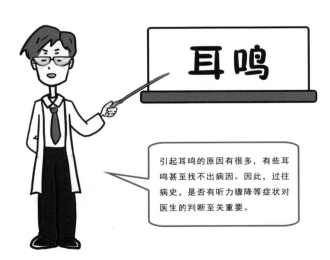

耳鸣

引起耳鸣的原因有很多，有些耳鸣甚至找不出病因。因此，过往病史，是否有听力骤降等症状对医生的判断至关重要。

漫画中的两个患者都出现了耳鸣和耳闷，那什么是耳鸣？什么是耳闷呢？

? 什么是耳鸣？

安静的时候，耳朵突然就听到了"嗡——嗡——"的声音，这就是耳鸣，指的是耳朵听到一种声音，而这种声音不是周围环境发出的，可以是各种各样的，如蝉鸣声、蚊子叫，如吹风样、电流声等无意义的声音。耳鸣是一种非常常见的耳部症状，是世界一大难题，全球耳鸣的发病率为 4.3% ～ 51.33%。在我国的成年人中，每 3 ～ 4 个人就有 1 个人发生过耳鸣。

? 耳鸣的分类有哪些？

根据能否被外界感知，耳鸣可分为主观性和客观性，主观性耳鸣是指没有外界声源或电刺激时耳内或头部产生声音的主观感觉，而他的"双胞胎"兄弟称为客观性耳鸣，顾名思义，客观性耳鸣是实际存在的耳鸣，指有真正的物理性声波振动存在，可被他人觉察或用仪器记录的耳鸣，包括血管源性、肌肉源性、呼吸源性、肿瘤源性等。

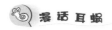

⑦ 主观性耳鸣的分类有哪些？

原发性主观性耳鸣：指伴或不伴感音神经性听力损失、不能找到明确原因的耳鸣。青年人出现耳鸣多与工作压力、不良的生活习惯相关，而老年人出现耳鸣，常与老年性聋相关。

继发性主观性耳鸣：是指除感音神经性听力损失之外，有较为明确潜在病因的耳鸣，比如外耳道耵聍栓塞、外耳道异物、外耳道胆脂瘤、外耳道湿疹等；中耳疾病，如分泌性中耳炎、慢性中耳乳突炎、中耳胆脂瘤、粘连性中耳炎、中耳胆固醇肉芽肿、耳硬化症等；内耳常见疾病，如梅尼埃病、听神经瘤等。对这些潜在病因治疗后，激发性主观性耳鸣常减轻或消失。

⑦ 如何远离耳鸣？

首先要保持良好的生活习惯，不熬夜，保持充足的睡眠，适当运动，呼吸新鲜的空气，有助于预防耳鸣的发生。保持良好的、积极向上的心态，在工作生活中不给自己太大压力，适当放松自己的心情，可以减少耳鸣的发生概率。老年人应做好基础病的管理，关注自己的身体情况。

耳鸣并不可怕，不要"谈鸣色变"，科学认识耳鸣，早预防、早发现、早诊治，就能让我们的生活回归正轨。

❓ 什么是耳闷？

耳闷是指患者感觉耳朵像塞了棉花或像耳朵进水一样，听声音隔了一层膜，听不清，感觉声音离得很远。我们的耳朵由外到内分为外耳、中耳和内耳三个部分，任何一个位置出现问题，都有可能引起耳闷。

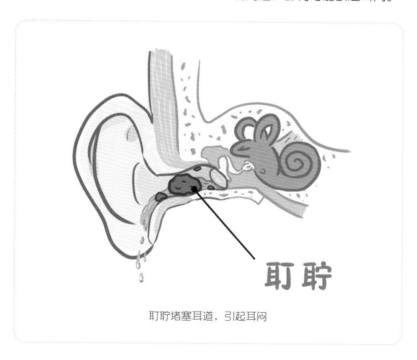

耵聍堵塞耳道，引起耳闷

⑦ 耳闷的原因有哪些？

1. 外耳：外耳疾病，如耵聍堵塞，常出现在洗澡或者游泳外耳道进水之后，外耳道中的耵聍遇水膨胀，外耳道被堵住，此时会觉得耳闷。如外耳道炎或常用棉签掏耳引起外耳道损伤，也会出现耳闷。

2. 中耳：常见于感冒后，咽鼓管功能不良导致的鼓室负压，引起中耳积液，影响声波振动向内耳传导，此时会出现耳闷、听力下降等症状。

3. 内耳：如突发性聋、老年性聋、梅尼埃病。突发性耳聋常见于过度劳累熬夜后，内耳供血不足，导致突发性的听力下降，并出现耳鸣、耳闷的症状。

⑦ 耳蜗有什么作用？

内耳骨迷路包括耳蜗、前庭和骨半规管，其中耳蜗作为内耳骨迷路的一个解剖结构，是传导并感受声波的结构。其外形似蜗牛壳，实为一骨管，围绕蜗轴在壳内盘旋两周半。耳蜗作为声音的"转换器"和"解析器"，主要起到转化和传递作用，也就是说，它可以将中耳的机械振动转化为神经冲动，再由蜗神经将此冲动传递到中枢听觉通路。

这一系列的动作电位和神经冲动的传递过程都有赖于耳蜗内毛细胞和耳蜗神经元的参与，但长期和／或强度大的声音作用于耳蜗，极易引起耳蜗毛细胞受损伤，从而导致耳鸣和听力下降等症状。

⑦ 哪些不良习惯和因素会伤害耳蜗？

耳蜗作为人体的一个生理结构，会受到噪声影响，导致损伤。噪声，一种强度、频率无规则，令人厌烦的声音，严重影响人们的工作、学习和休息，危害健康。而一次短暂且极其强烈的噪声，如爆炸声，可损伤鼓膜、听骨链和螺旋器，造成爆震聋。

长期接触噪声会破坏耳蜗听觉功能，其次是耳毒性药物的不良反应，如链霉素等抗生素、利尿剂等，以及不良习惯，如掏耳，通宵熬夜、吸烟、饮酒、过量摄入咖啡因和尼古丁等，这些因素可以影响血流和血压，从而导致内耳供血不足，引起耳鸣、耳闷等问题。

⑦ 如何保护好我们的听力？

1. 保持安静环境

日常生活中远离噪声环境，避免长时间暴露在噪声环境下，如果

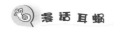

不能避免，使用防噪耳机或耳塞来减少噪声对听力的影响。

2. 控制音量和使用时间

在使用耳机或听音乐时，掌握"60-60-60"原则，即使用耳机时音量要低于耳机最大音量输出的 60%，耳机音量不超过 60 分贝，连续使用时间不超过 60 分钟，优先选择头戴式耳机。

3. 保持健康生活方式

定期进行听力检查，合理饮食、避免熬夜、锻炼身体也是对耳蜗听觉的保护。

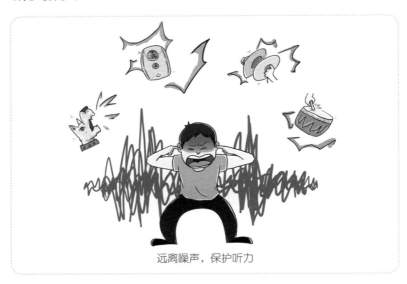

远离噪声，保护听力

（邱泽恒　杨嘉仪）

"招兵买马"，保护耳蜗

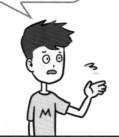

医生，我的耳朵最近几天非常不舒服，而且响得非常厉害，都快让我睡不着觉了……

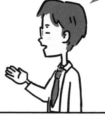

是哪边耳朵不舒服呢？有感觉听力下降吗？

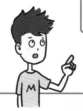

是我的右边耳朵，我感觉听力没有下降，就是响得厉害……

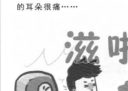

啊！我还记得那天公司开年会，我的右耳很靠近音响，当时主持人在试麦，发出的滋啦声一下就让我的耳朵很痛……

滋啦——

test 喂喂

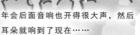

年会后面音响也开得很大声，然后耳朵就响到了现在……

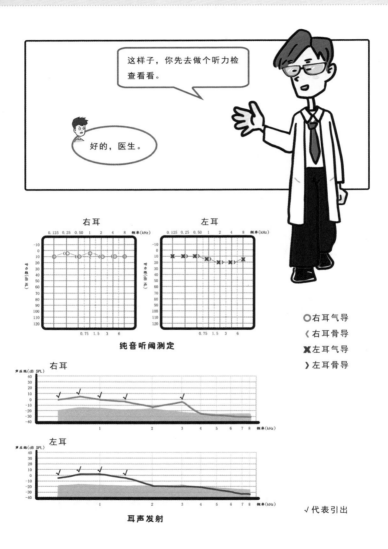

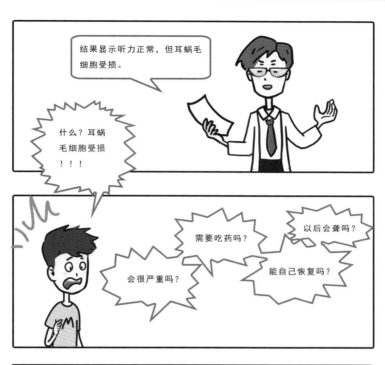

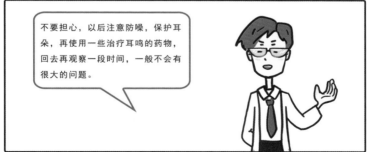

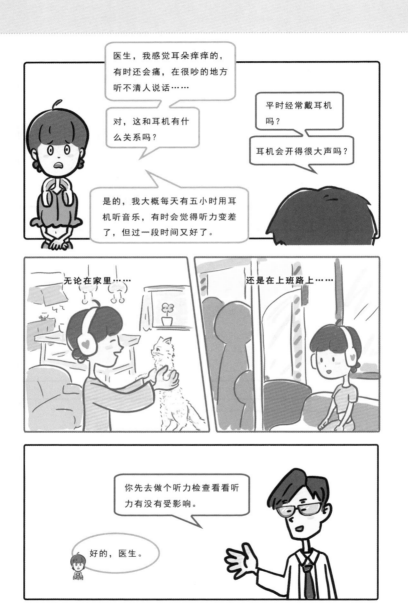

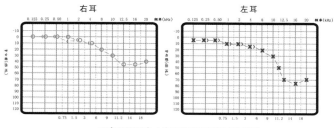

纯音听阈测定（含常规和扩展高频测听）

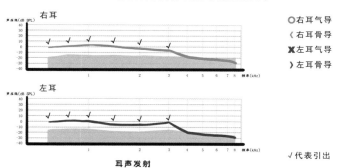

耳声发射

○右耳气导
〈右耳骨导
✗左耳气导
〉左耳骨导

√代表引出

结果显示你的耳蜗毛细胞高频受损，虽然0.125～8 kHz范围听力正常，但在10～16 kHz范围听力下降，可能是长期使用耳机引起的隐匿性听力损失。

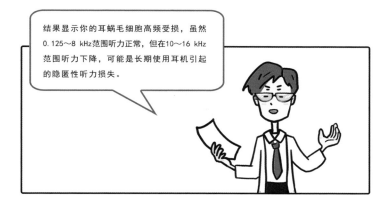

如果继续长时间、开大音量地戴耳机，会使越来越多的耳蜗毛细胞因受到持续、过度的刺激而受伤，甚至死亡，导致听力下降。因为现代医学发展还未能有使耳蜗毛细胞重生的技术，所以如果耳蜗毛细胞大量死亡，听力下降将不可逆，成为永久性听力损失。

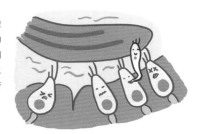

以后要注意戴耳机的时间和音量，千万不要等到耳蜗毛细胞大量死亡再补救，否则听力损失将不可逆转。

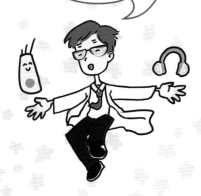

⑦ 噪声下耳蜗毛细胞是怎样受损的？耳蜗中的毛细胞受损后能不能修复？

我们一侧的耳蜗约有 12,000 个外毛细胞和 3500 个内毛细胞，耳蜗毛细胞是听觉感受器，它很容易受伤，短时间强噪声或长期低强度噪声、耳毒性药物等因素都可能使毛细胞损伤，最终脱落死亡。我们的耳蜗毛细胞表面有纤毛，在听到很强的声音时，如果是表面的纤毛受到了损伤，过一段时间纤毛还可自行恢复，但如果是耳蜗毛细胞的胞体受损，这种损伤是不可逆的，耳蜗毛细胞将无法再生。耳蜗毛细胞刚开始出现轻微的损伤时，我们可能不会及时查知，但当损伤累积到一定程度，便会出现听力下降。

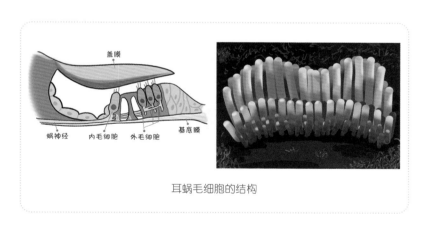

耳蜗毛细胞的结构

⑦ 什么是隐匿性听力损失？

隐匿性听力损失是由噪声、衰老、耳毒性药物、周围神经病变等因素导致的听觉传导通路上的病变，患者通常不会有明显的听力损失，纯音听阈正常，但是在嘈杂的环境中患者会感觉自己的言语识别能力有所下降。

⑦ 隐匿性听力损失是怎么检查出来的？

我们可以采用畸变产物耳声发射（DPOAE）来评估我们的耳蜗毛细胞的状态。DPOAE 是以 2 个具有一定频比关系的初始纯音同时对耳蜗进行刺激所产生的畸变信号，是一种产生于耳蜗，经听骨链、鼓膜，传至外耳道并被记录到的音频能量。DPOAE 反映的是我们耳蜗外毛细胞的功能，具有较高的敏感性，可以反映听力正常的情况下耳蜗的功能是否受损。如果我们耳蜗的外毛细胞受损，DPOAE 的结果可以表现为未引出或是幅值下降。

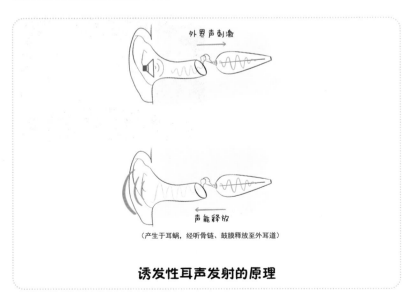

外界声刺激

声能释放

（产生于耳蜗，经听骨链、鼓膜释放至外耳道）

诱发性耳声发射的原理

⑦ 日常生活中我们应如何保护听力？

1. 减少噪声对耳蜗的刺激

在舞厅、酒吧、体育赛场、施工现场等嘈杂环境可以戴耳塞以隔绝噪声，并保持距离，不要靠近声源处，适时到安静的地方让耳朵短暂休息。假如长期暴露于噪声当中，我们要定期做听力检查，及早发现听力损伤。

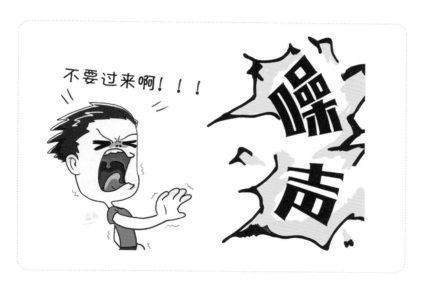

2. 适当增加维生素和氨基酸的摄入

适当增加维生素和氨基酸的摄入，以便更好地延缓耳蜗毛细胞的老化，预防听力损失。

3. 警惕药物损伤

服用耳毒性药物要谨慎！比如链霉素、庆大霉素等，服药时一定

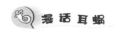

要谨遵医嘱，不要一次过量服用，也不要长时间用药，以免对听力健康造成损害。

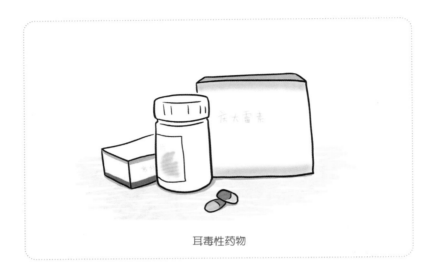

耳毒性药物

⑦ 日常生活中离不开耳机，应怎样选择与佩戴耳机？

人们日常使用的耳机多为入耳式耳机，佩戴这类耳机时，耳道会形成一个密闭的空间环境，长期戴耳机可能诱发耳道湿疹、外耳道炎等，引起耳朵发痒、发痛等不适感。而且入耳式耳机会使声音更加集中地传递到鼓膜，对耳蜗毛细胞的刺激和损伤也更加大。我们要如何正确地选择并使用耳机，从而保护我们的听力呢？

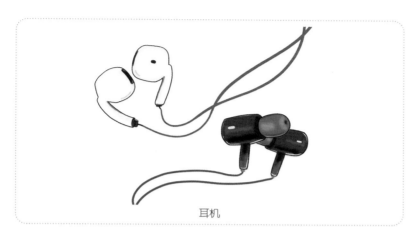

耳机

1. 牢记"60-60-60 原则"

佩戴耳机时，要耳机音量不超过 60 分贝，耳机音量不超过最大音量的 60%，连续使用耳机时间不超过 60 分钟。

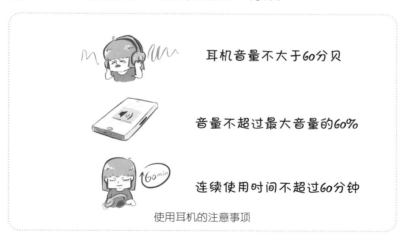

耳机音量不大于60分贝

音量不超过最大音量的60%

连续使用时间不超过60分钟

使用耳机的注意事项

2. 不要在嘈杂的环境中使用耳机

为了能够在背景噪声较大的环境中（如公交、地铁、马路等）更

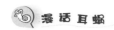
清楚地听到耳机里的声音，我们会提高耳机的音量。这种做法不仅会使我们的耳朵受到损害，也容易带来交通安全隐患。

3. 不可长时间佩戴耳机

如果长时间佩戴耳机，并使用大音量，便会使我们的耳朵长期暴露在强声之中，耳蜗毛细胞会产生疲劳，造成短暂性的听力损失，这时我们及时停止暴露，听力还可以得到保护；如果这种暴露持续下去，将会对耳蜗毛细胞和其他耳部结构造成永久性损伤，从而导致不可逆的听力损失。

4. 选择适合的耳机

在日常生活中，我们可以选择耳罩式耳机。耳罩式耳机的声源处离我们的鼓膜更远，对耳蜗的刺激更小，而且耳罩将我们的耳朵完全罩起来，可以更好地隔绝噪声。除此之外，我们还可以选择降噪功能相对较好的耳机，以减少在强噪声环境中过度提高耳机音量的情况。

（亓贝尔　张毅琳）

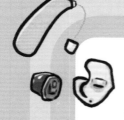

第二章

助听器：声音增强与修复的魔法助手

助听器相当于听力受损时安装的 "救生墙/补救器"

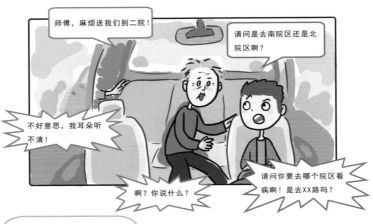

师傅，麻烦送我们到二院！

请问是去南院区还是北院区啊？

不好意思，我耳朵听不清！

啊？你说什么？

请问你要去哪个院区看病啊？是去XX路吗？

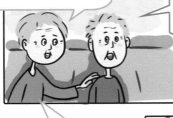

人家问你是去医院哪个院区啊！哎呀，你这个听力真是越来越差了！

噢，师傅麻烦送我们到北院区！年纪大了，我两个耳朵都不中用啦！

我爸之前听力也是很差，每句话都重复四五次才听得清，稍微离远一点就根本沟通不了。最近配了助听器，听得清了，性格都开朗了，有空就找朋友喝茶聊天，每天都很快乐。

唉，我们去医院就是要给他配个助听器，现在他老是听不清人家说什么，弄得他都不敢找朋友聊天，整天就呆在家唉声叹气，哪也不去。耳朵听不见实在是太麻烦了……

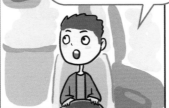

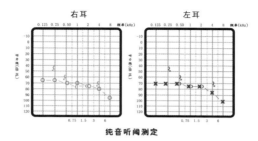

纯音听阈测定

○ 右耳气导
〈 右耳骨导
〈 右耳骨导无反应
✖ 左耳气导
〉 左耳骨导
〉 左耳骨导无反应

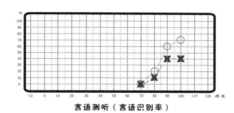

言语测听（言语识别率）

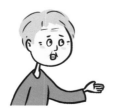

医生，我老伴听力怎么样了啊？现在和他交谈都要用好大的声音，又不爱出门，在家看电视他只能看字幕，说一会话又因为听不清而发脾气，弄得大家都不开心……

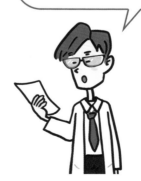

他双耳都是重度听力损失，也就是说即使在安静环境下都很难保证他听得清楚，更别说日常在各种社交场合下和人沟通了。

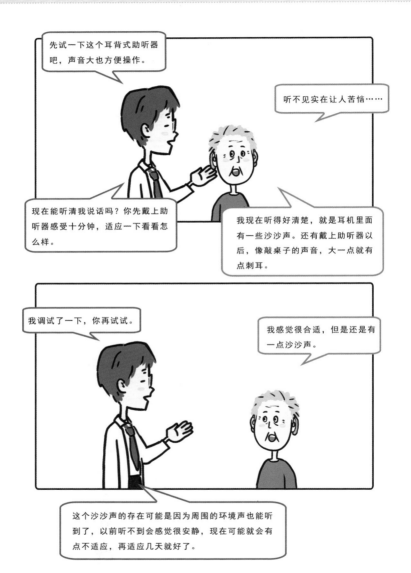

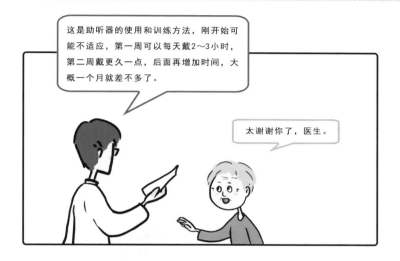

这是助听器的使用和训练方法，刚开始可能不适应，第一周可以每天戴2～3小时，第二周戴更久一点，后面再增加时间，大概一个月就差不多了。

太谢谢你了，医生。

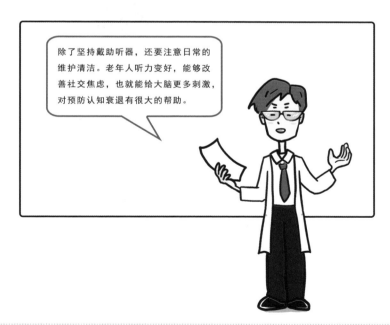

除了坚持戴助听器，还要注意日常的维护清洁。老年人听力变好，能够改善社交焦虑，也就能给大脑更多刺激，对预防认知衰退有很大的帮助。

⑦ 简单了解听力障碍和助听器

　　说起助听器，大家往往能够联想到生活中的听力障碍患者们。各种原因引起的听力障碍使得他们在日常生活中难以听到细微的声音，难以听清谈话言语。一旦听力障碍患者们参与言语交流，沟通双方就无可避免受到听力障碍的困扰。

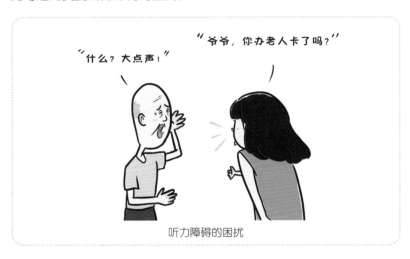

听力障碍的困扰

　　功能正常的耳朵可分为外耳、中耳和内耳三个部分。由耳廓和外耳道组成的外耳主要起到收集声音的作用，中耳放大并传递声音至内耳。而内耳是将声音转换为神经电信号，供大脑产生听觉的部位。复杂的声电转换过程首先是在耳蜗的毛细胞进行的。

　　听力障碍患者们听力下降的原因在于内耳接收或处理外界声音的能力减弱，分别对应传导性和感音神经性两种类型的听力障碍。传导性听力损失通常由外耳和中耳的传声受阻，如耳道耵聍、中耳炎、中耳胆脂瘤和听骨链中断等导致内耳无法接收完整的外界信号所致；感音神经性听力下降往往是由于耳蜗毛细胞功能受损，内耳无法充分利用其接收到的声音信号所致。而助听器能够提高耳蜗接收和处理声音的能量和效率，改善"聋人"听不到、听不清的困扰。

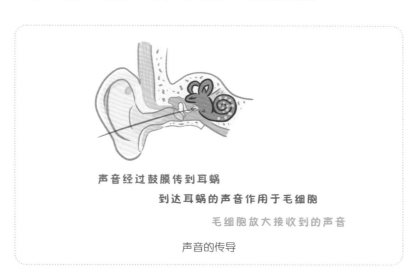

声音经过鼓膜传到耳蜗

到达耳蜗的声音作用于毛细胞

毛细胞放大接收到的声音

声音的传导

　　总的来说，助听器是通过麦克风拾取声音，经内部芯片处理并放大，最后由扬声器或骨导振子将放大后的信号传递至鼓膜或耳蜗，起到提高听力作用的装置。目前市面上的助听器包含气导助听器和骨导助听器两大类。前者主要针对各种原因引起的感音神经性听力下降。后者适用于外、中耳病变无法改善，而内耳的感音功能相对保留者。气导助听器依据功率大小和外观进行种类划分，而骨导助听器的分类则主要依赖于配戴方式。

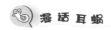

⑦ 是否所有的听力损失都需要助听器？

否。听力损失是指耳朵对声音的感知能力降低。而引起听力损失的原因有很多，其中，突发性听力损失、耵聍栓塞、中耳炎、中耳胆脂瘤、耳硬化症等病变因素引起的听力下降可通过对症治疗进行缓解。疾病治愈后，患者的听力往往能够恢复到相对正常的水平，因此不需要考虑配助听器。而那些无法用药物或手术方式改善的永久性听力损失患者，才需要选配助听器，所以一旦出现听力损失的症状，应及时就诊。

⑦ 是否所有永久性听力障碍都能用助听器解决问题？

否。要想用助听器解决听力问题，就必须考虑以下 3 个方面。

1. 助听器的作用

使用助听器的直接意义在于显著放大外界声音的音量，使听力损失的个体能够清晰地捕捉到并感知到这些被放大的声音，从而达到改善听力水平的目的！听力改善后，大脑听觉中枢才能得到足够的听觉刺激，避免听力损伤相关的大脑结构和功能不良重组，进而预防小儿高级认知功能的发育迟缓及老年人认知功能的急剧退化。

根据听力损失特点和个人需求，为患者选配合适的气导或骨导助听器均能增强他们在安静或复杂声学环境下的言语识别和理解能力，提高声源定位等双耳聆听功能。因此，助听器相当于听力受损时安装的一道关键的"救生墙／补救器"！

助听后，幼龄儿童可获得更清晰的言语输入，有助于提高他们对不同音长、音高、音色信息的识别和分辨能力，为口语理解和口语表达提供必要的学习资源。"早发现、早干预"能够最大限度防止听力障碍对患者日后学习和社会角色扮演的负面作用。

同时，更好地聆听效果有利于用户获得更高的沟通效率，优化日常工作效率，减少听力障碍对患者心理状态的负面影响，有效避免不必要的焦虑和抑郁状态。

最后，老年性聋患者配戴助听器后，能更好地识别环境声音和言语信号，提高在复杂环境中的注意力。长期改善听力可显著减轻抑郁和焦虑症状，提高沟通和认知水平，并提供安全性保障，预防痴呆风险。我国疾病控制与预防中心建议老年人配戴助听器，以帮助其更好地感知和理解周围的环境，减少跌倒和其他意外的风险。对于同时伴有耳鸣的老年人，单侧或双侧配戴助听器也能起到抑制耳鸣的效果。

单侧耳聋患者选配合适的助听器也有助于利用患侧声信号，改善听觉质量。

2. 听力障碍的负面影响及患者需求

幼龄儿童处于听觉、言语以及其他综合能力发育的关键阶段。此阶段出现的听力损失对日常生活的影响或不明显，以致家长忽略病情，最终直接影响患儿语言及智力发育，严重影响学龄前儿童学习能力、社会交往及身心发展情况。如果确诊永久性听力损失后未能及时进行干预，则有可能由于错过最佳干预期而不利于儿童的成长、教育和社会化进程。

考虑到听障儿童在感官输入、情感支持、学习发展、社会融入等

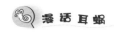

多方位的需求，建议为所有听力筛查未通过的低龄幼儿尽早制定并开展听力康复计划，使其尽早获得充分的听觉刺激以供认知、机能以及大脑发育。

由于听力损失可能会对个人的职业能力产生负面的作用。配戴助听器可以帮助中青年听障患者回归正常学习、生活节奏，维持工作效率，减轻听不清楚所引起的焦虑和注意力下降等副作用。

根据 2012 年世界卫生组织的估计，65 岁以上的老年人中约有 1/3 人患有中度及以上听力障碍。根据我国的人口调查，在 60 岁及以上老年性聋群体中，仅有不足 10% 的人群选择使用助听器或其他辅听设备。研究表明，老年人群听力丧失或严重受损会引起沟通技巧降低，导致认知能力下降。长时间不干预可引发社交能力下降和抑郁症状，给家庭和社会带来沉重的负担。同时，认知能力受损会加剧听力损失的不利影响，诱发更严重的后果。

3. 听力障碍的类型与程度

如前面所说，助听器是用于补偿耳蜗功能的设备。因此，较好的验配和使用效果有赖于残余的耳蜗功能。以纯音测听骨导测试的结果为例，患者听力损失程度越轻，则其耳蜗的残余功能就越好，患者配戴助听器的效果也更理想。

①传导性听力障碍。永久性的传导性听力障碍最常见于先天性外、中耳畸形（小耳畸形）的患者。此类患者的骨导听力多为正常，而气导听力可下降至 60 dB HL 及以上。先天性小耳畸形患儿因外耳道狭窄或闭锁，不适用于传统的气导助听器。建议选用软带式骨导助听器

尽早干预。而成人患者可根据个人需求和外观要求选择合适的骨导助听器类型。

②感音神经性听力障碍。2021 年世界卫生组织发布了听力损失分级标准，根据较好耳的听力，将听力损失划分为 7 个等级。

正常听力：500 Hz，1000 Hz，2000 Hz，4000 Hz 平均气导听阈（PTA）< 20 dB HL。

轻度：20 dB HL ≤ PTA < 35 dB HL。

中度：35 dB HL ≤ PTA < 50 dB HL。

中重度：50 dB HL ≤ PTA < 65 dB HL。

重度：65 dB HL ≤ PTA < 80 dB HL。

极重度：80 dB HL ≤ PTA < 95 dB HL。

全聋：听力阈值 ≥ 90 dB HL。

总的来说，如果患者的听力损失程度比较轻，不影响日常工作生活，可以考虑不配戴助听器，建议每半年复测听力，关注听力变化。一旦听力下降影响了个人生活，就需要及时干预。

轻度患者在安静环境下交流往往没有明显的障碍，但可能会听不清在噪声环境下的言语交流或日常生活中的轻声耳语。对日常影响或不明显，患者本人可通过提高交流音量和缩短交谈距离来满足聆听需求。建议轻度患者根据个人社交环境和需要，选择是否选配助听器。

中度至中重度患者的聆听困难系数随着 PTA 的升高而增大，表现为安静环境下听不清和噪声环境下频繁出现沟通困难的情况，日常也需要提高电子设备音量才能听清。此类患者尤其适合配戴助听器，以改善各种环境下的聆听困难。

重度往往会导致患者在安静环境下需要借助看口型和提高音量才勉强听清，在噪声环境下参与谈话极为困难。配戴助听器不仅能够减轻此类患者的聆听压力，也能提高交流能力和社会参与度。而对于极重度的感音神经性聋患者而言，助听器的效果往往不尽如人意。尽管如此，仍建议未通过新生儿听力筛查的低月龄双侧重度及以上感音神经性聋的患儿，在未达到植入人工耳蜗的必要年龄或其他条件之前，尽早验配耳背式助听器，尽最大可能获得听觉输入。

（高敏倩　罗伊雯　汪嘉城　杨海弟）

如何挑选你的"听力助手"？
——助听器的选择指南

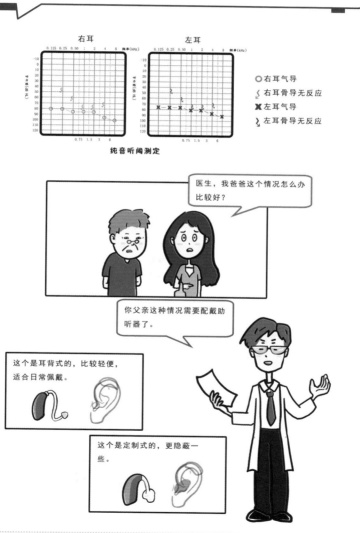

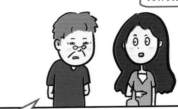

爸，你想要哪款助听器，有好几种类型呢。

啊？我听不清楚啊，哪种都行。我就想要别人看不见，要不就这个深耳道式助听器吧。

 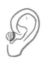

深耳道式助听器

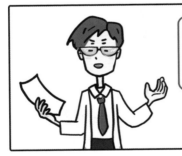

深耳道式助听器更适合轻度到中度听力损失。根据你的听力情况，耳背式是更好的选择，平时保养和换电池也更方便。

好吧，那我不要这个深耳道式的了，给我试试这个耳背式的看看怎么样。

 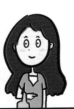

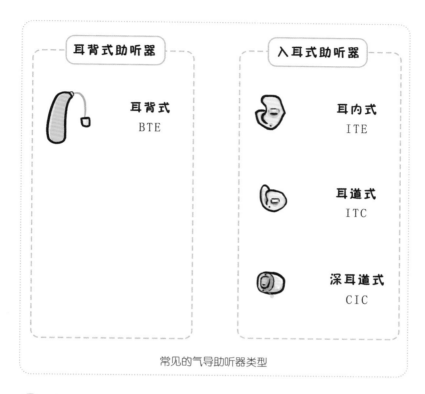

常见的气导助听器类型

❓ 气导助听器和骨导助听器，究竟如何选择？

气导助听器和骨导助听器通过将声音传递至听觉通路的不同位置（鼓膜和颅骨），提高听力的功能。气导助听器要求患者有相对正常的耳道和中耳结构，而骨导助听器则用于改善那些不满足气导助听器适应证的患者的听力。

气导助听器根据功率和体积大小，可分为耳背式（BTE）、耳内式（ITE）、耳道式（ITC）和深耳道式（CIC）。体积越大，则助听器的功率越大，操作越简单。耳背式助听器不需要定制，操作简便，可外接 FM 等无线系统，更适合儿童和老年人，以及耳科疾病反复的患者。而定制式助听器虽然功率相对较小，但其外观更隐形、美观，也不容易发生啸叫和堵耳效应。一般而言，建议听力损失程度越重的患者选配功率更大的设备。同时，根据个人的辅听需求、外观需求、经济预算、助听器性能要求以及个人听力损失特点，选择合适的气导助听器品牌和款式。

骨导助听器将声能转化为颅骨震动，适用于外耳道闭锁、狭窄或慢性中耳炎反复发作、先天性中耳畸形等原因引起的单 / 双侧传导性或混合性听力损失，近年来也被用于单侧骨导听力尚可、对侧不同听损类型的听障患者，以期能够最大化利用患侧的声音信息。

骨导助听器可分为植入式和非植入式两类。植入式以手术方式将振动子植入皮下，具有更高的能量传递效率和更小的外置体积。非植入式骨导助听器配戴方式多样。有软带式（发带式）、发夹式、眼镜式和牙骨传导助听器等。软带式（发带式）适合婴幼儿、女性患者；发夹式适合女性患者，但可能对婴幼儿的颅骨产生压力；眼镜式适合学龄儿童及以上的所有患者；牙骨传导助听器主要适用于成年人。研究表明：双侧先天性小耳畸形患者单侧配戴软带或眼镜式骨导助听器，可使单侧耳的声场测试下的气导阈值提高 30 dB HL 以上。对于单侧畸形的患者，患侧配戴骨导助听器有利于减轻头影效应，在不进行对侧掩蔽的情况下，患侧的气导阈值可平均提高近 50 dB HL。无论单侧或双侧畸形，配戴骨导助听器均能有效提高患者的听敏度、声源定位能力和生活质量。

⑨ 孩子听力差，作为家长的我该怎么办？

听觉是人类感知世界、学习语言、阅读、发展认知能力的有效途径。人类听觉中枢结构大致在 15 岁时全面发育成熟，达到最佳的功能状态。若听障儿童未能在大脑发育期接收足够的有声语言输入，获得必要的听觉中枢认知学习，则难以形成听觉信息推理和有声语言沟通的必要技能。

新生儿双耳听力障碍的发生率约为 0.1% ～ 0.3% ；据调查，我国 0 ～ 6 岁患有听力障碍的儿童人数约为 13.7 万，且在随年龄增长递增。研究发现，越早配戴助听设备的儿童适应助听设备的能力越强，早期的言语发育也更好。但不管何时初次干预，持续干预 2 年以上均能有效提高听障儿童的语言能力。

对于未通过新生儿听力初筛和复筛的婴幼儿，家长应严格按照医嘱，在孩子出生后 3 个月内带其接受听力学和医学评估，并确保孩子在出生后 6 个月内完成初步的听力干预。建议尽早为确诊永久性听力障碍的幼儿选配助听器。一般而言，助听器能够对 80 dB HL 以内的听力损失起到明显的干预效果。结合听觉 - 言语康复训练能避免早期听觉剥夺对孩子身心发育的不利影响。而对于双侧极重度感音神经性聋的患儿，早期配戴助听器可作为植入人工耳蜗前的过渡阶段。若为先天性小耳畸形，可在颅骨前囟闭合后尽早配戴软带式骨导助听器，并在孩子 5 周岁后考虑耳成形手术或植入式骨导助听器来满足外观和日常需要。

除了专业人员提供的康复训练以外，家长主导的家庭康复也同样至关重要。在孩子成长过程中，家长要密切关注孩子对不同强度、频

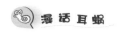
率和种类的声音的反应情况，以及模仿和自发口语发声的清晰度，词汇量、语法利用和表达水平等维度。家庭康复可利用生活中的素材，锻炼孩子听觉分辨和构音运动的能力，提高孩子的认知能力以及对听觉功能的运用水平。

同时，家长需要关注听障孩子的心理健康教育，给予孩子支持和鼓励，强化其康复信心。为孩子提供开放性的语言学习环境，警惕迟发性和渐进性的听力下降。

⑦ 老人听力不好，配了助听器放在抽屉里不用，总说效果不满意，这是怎么回事？

老年性聋的助听器验配效果受到个体因素、听力损失的特点和助听器本身的三大类因素影响。研究表明，老年性聋助听效果和满意度与主观验配意愿、助听前言语识别率和助听后听阈有关。患者本人及家属的验配意愿积极，助听前言语识别能力好，助听后的听敏度好，则有利于产生更好的配戴效果。

诸多个体因素中，最重要的因素是老人的认知水平和心理状态。认知是指个体通过感觉、知觉、记忆、思维、想象和语言等多种心理过程，对外界的输入信息进行处理和理解，从而形成规律性认识的综合过程。老人对自我感受的体验受到认知因素的调控，那些准确认识到听力困扰，主动改善听觉的老人对助听器具有更高的接受度。

现实中，由于认知不足和使用体验不佳等原因，仅有少数患有听障的老人配戴助听器。家属可通过鼓励老人追求更高的生活质量，强化老人对助听器的认知教育来帮助其更好地理解助听器的作用。在日常使用中，建议家属与老人共同学习助听器的使用方法和日常维护注意事项，提高老人对助听器的信任感和满意度。

助听器的效果、舒适度及验配服务不到位是引起老人配戴不满意的重要原因。听力损失的程度和特点是决定助听器效果的关键，因此，家属、老人和验配师应当共同达成合理的效果期望值，以免配戴效果达不到过高的期望值使老人产生抵触和焦虑情绪。选配时，要根据老人听力损失的特点，结合其对助听器外观、功能的需求，决定助听器的类型、品牌和技术特点。通过主观和客观的效果评估，比较老人验配前后听阈和语音识别情况，突出主观舒适度和聆听效果，并加以微调以达到最佳听力效果。完成选配后，老人在日常使用助听器的过程中可能会出现不习惯和耳朵闷堵的情况，但一般在1～2个月的适应过程后即可明显减轻。

最后，家属可结合老人自身特点，关注心理社会问题和个人生活质量。通过心理学干预和康复训练等手段，提高老人对助听器的接受程度和使用效果。

⑦ 一只耳朵听不到，需不需要配助听器？

由于单侧听力损失患者的对侧耳听力正常或接近正常。因而大多时候可以正常交流。但是，仅接受来自单侧的外界声源输入，可导致单侧听力损失患者对复杂声信号识别和理解能力降低，表现为患侧交流听不清、乐感单一、空间定位和瞬时听觉信息加工困难，以及噪声环境中言语清晰度下降。

此类患者可根据个人的困扰程度和改善意愿决定是否配戴助听器。一般而言，若患侧为重度以下的感音神经性聋，可根据听力损失程度选择气导助听器；而对于重度及以上的感音神经性或混合性听力损失患者，建议尝试骨导助听器。研究表明：无论选择何种方式干预单侧听力障碍，都能有效提高患者的噪声下言语识别能力，为患者提供双耳听力。健侧耳的听力越接近正常、患侧的听力损失程度越轻，则配戴助听器的效果越好。

❓ 我听不到声音了，配戴助听器也没效果，该怎么办？

现实中，存在各个年龄段的双耳重度或极重度感音神经性聋患者，在合理选配并使用助听器 3 个月后，无法起到改善听力的作用。此时可在进一步评估干预意愿和个体发育情况后，确定患者是否满足人工耳蜗植入适应证，考虑植入人工耳蜗以改善听力。

总之，听觉是人们感知世界、从外界获取信息、与外界沟通的基本生理功能。听力受损会导致患者生活质量下降，影响其社会参与和社会融入功能，严重危害个人生理和精神健康，并对家庭和社会造成负担。

有效使用助听器及其辅具有利于改善听障患者社会参与、生活能力、心理健康等功能及生活质量等综合健康水平。其中，幼龄儿童和老年人作为高需求群体，建议尽早确认听力损失，并尽快选配合适的助听器，以防听力损失引起的二次损伤。对于受到听障困扰的人群，建立明确的选配意愿是必要的，建议听障人群及家属在选配助听器的过程中，充分结合个人的需求和喜好，最大限度提高与验配师之间的沟通效率。在完成助听器选配后，家属及听障人士本人应加强对助听器使用、适应、清洁、保养和维护的技能学习。同时，必要的听觉训练和言语康复也是提高助听器效果、帮助患者融入社会的关键步骤！

（曹永茂　罗伊雯　高敏倩　杨海弟）

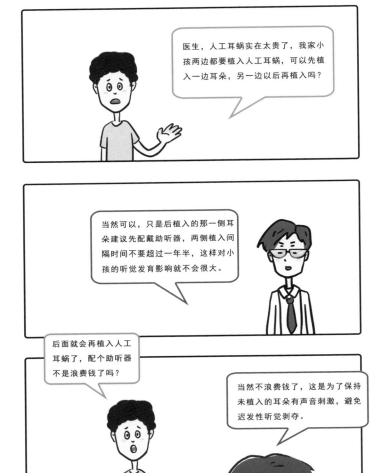

人工耳蜗与助听器肩并肩作战

医生，人工耳蜗实在太贵了，我家小孩两边都要植入人工耳蜗，可以先植入一边耳朵，另一边以后再植入吗？

当然可以，只是后植入的那一侧耳朵建议先配戴助听器，两侧植入间隔时间不要超过一年半，这样对小孩的听觉发育影响就不会很大。

后面就会再植入人工耳蜗了，配个助听器不是浪费钱了吗？

当然不浪费钱了，这是为了保持未植入的耳朵有声音刺激，避免迟发性听觉剥夺。

(?) 为什么听力下降以后建议戴助听器呢？

助听器能让听损患者的小声世界更清晰，不再依赖猜测和看嘴型去分辨谈话的内容。有些人好奇："听不清那就让人讲大声些啊，总归能听见的，为什么要用到助听器呢？"

我们中国人凡事先讲忍，先凑合过着，实在不行再想办法。殊不知我们的听力也是有脾气的，你一直放任不管，让它自生自灭，听力也会与你越来越远。

这是为什么呢？

当我们听力下降，听觉中枢接收到的声音信号受限，大脑的听敏度就会越来越低，再促使听力进一步下降，形成一个恶性循环。据实验研究显示，听力每下降 10 dB HL，大脑的认知功能就会早衰 4 年，长期的听力下降可能会导致阿尔茨海默病的发病率提高。及时干预听力，配戴助听器，可刺激脑部言语及听力的功能区域使其发达。若长期缺乏听觉刺激，言语及听力的功能区域逐渐丧失代谢功能，退化。助听器能最大程度地保留残余听力，让听力下降速度减慢。

(?) 助听器不仅能补偿听力，也能缓解耳鸣？

目前没有专门的药物能针对性地治疗耳鸣。临床上经常能听到患者抱怨："听不清还可以凑合，耳鸣实在没办法忍受，它就像一只大苍蝇飞在你的耳朵旁，很痛苦的！"

听力损失患者的耳鸣是从耳朵深处发出的，患者容易把注意力集中在耳鸣上，其心理、生理都受到了考验。相关研究显示，患者配戴

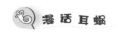

助听器 2 个月后，耳鸣会有很大程度的改善。配戴助听器缓解耳鸣与耳鸣掩蔽法的疗法类似，其原理是通过助听器提高环境音，降低大脑对耳鸣的听敏度，最终达到降低耳鸣的目的。

⑦ 人工耳蜗和助听器都能帮助患者提高听力，那它们两者有什么区别？

1. 适应人群

人工耳蜗适合听力损失范围在重度、极重度等残余听力少的患者，这类有听力损失的患者配戴助听器无效，到他们的听力下降对他们生活造成很大影响，人工耳蜗对于他们是雪中送炭。而听力损失范围在中度到重度的患者适合配戴助听器，助听器对于他们来说是提高生活质量的好助手。它可以提高言语清晰度，是一位可以帮助患者避免出现听错话，不自知自己在大声说话的暖心朋友。

2. 工作原理

助听器的工作程序较人工耳蜗简单，简单来说它就是把声音有针对性地放大，帮助不同患者感知声音。它整体只有一个体外机作为声音收集放大器，将收集的声音信号放大，传输到耳蜗进行声信号成电信号的转变，最终使电信号在听觉中枢安扎驻营，并通过听觉中枢的整合，将电信号传递到大脑并进行分析处理，识别成"听觉"。

相比起来，人工耳蜗的工作程序较为复杂。当人工耳蜗植入患者听到"你好"这句话时，体外机部分负责声音收集的功能，会把"你好"这句声信号智能转化为数字信号，数字信号沿着传输线圈这道声音处

人工耳蜗和助听器有什么区别呢？

助听器只是单纯地放大声音，而人工耳蜗可以绕过受伤的内耳，直接刺激听觉神经纤维。

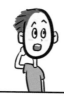

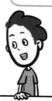

人工耳蜗　　　　　助听器

这样看来，人工耳蜗就像是一个"里"应"外"合的电子耳朵，而助听器只是一个声音收集放大器。

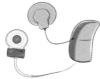

是的！同时，人工耳蜗具有声-电转化的作用，因为它传递的是电信号，所以无论患者是否有残余听力，都能配人工耳蜗。可以说，人工耳蜗的植入是治疗与康复重度、极重度感音神经性聋且助听器无效的最有效方法之一。

理器的铁轨被传输给植入体，而植入体作为破解密码的专家，将数字信号解码为电脉冲，电脉冲直接按照耳蜗内的电极序列进行相应的电刺激，使听神经接收到刺激传递到听觉中枢从而产生声音。

？ 人工耳蜗术前需要配戴助听器吗？

有些家长在孩子人工耳蜗开机一两个月后急匆匆找到医生："为什么我家孩子做了人工耳蜗后听力并不理想，对声音反应还是很迟钝啊？"

听力下降多年后，我们脑部的听觉中枢长期处于缺乏刺激状态，会慢慢退化，逐渐"躺平"罢工。植入人工耳蜗后，虽然有声音的刺激了，但听觉中枢还没反应过来，慢悠悠地、无精打采地工作，对外部的声音刺激爱理不理，所以会出现植入人工耳蜗效果并不理想的情况。那如何解决这个问题？

在植入人工耳蜗前配戴助听器，让声音刺激听觉中枢，刺激听神经发育，鞭策听觉中枢"工作"，提前让患者适应机器发出的声音，学会听声反应和言语训练的基本过程。很多家长反映小孩性格很倔，即使植入人工耳蜗能听声后，还是我行我素，不听家长的话。其实这可能是小孩没有学会聆听习惯，长期听损会对言语指令的服从性下降。而术前 3～6 个月先配戴助听器，能让患者提前学会听声，为术后人工耳蜗言语康复训练打下基础。

⑦ 一侧人工耳蜗，对侧助听器可以吗？

"我的小孩双耳听力受损，一对人工耳蜗费用至少 20 万，费用昂贵，我们只能先做一侧人工耳蜗，有其他方法可以干预另外一只耳朵的听力下降吗？"

单侧植入人工耳蜗，另外一侧没有植入，虽能让患者听到声音，但比起双耳干预的数据，效果并不理想。若两耳均有残余听力，可以在听力较好的一侧配戴助听器，在另外一侧植入人工耳蜗，实现双耳聆听。

从机器的工作原理出发，助听器主要补偿低中频声音，帮助患者听到声音，人工耳蜗主要补偿高频声音，帮助患者听清楚声音内容，两种机器各自发扬优点，共同打开有声世界的窗户，能让患者听得见且听得清晰。

另外，对侧配戴助听器，也能避免迟发性听觉剥夺的出现。如果仅有一侧植入人工耳蜗，对侧没有听力干预，患者会逐渐出现言语识别率下降的情况，用进废退，使对侧听力越来越差，即听觉剥夺。同时，一侧植入人工耳蜗，另外一侧配戴助听器，还起到了双耳效应，能够提高患者对声源定位的能力，以及言语清晰度。

（卢韦欣 林晓婷）

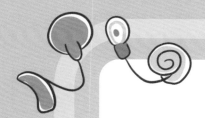

第三章

人工耳蜗：重启有声世界的魔法钥匙

"超级英雄"人工耳蜗，拯救重度及以上听力损失

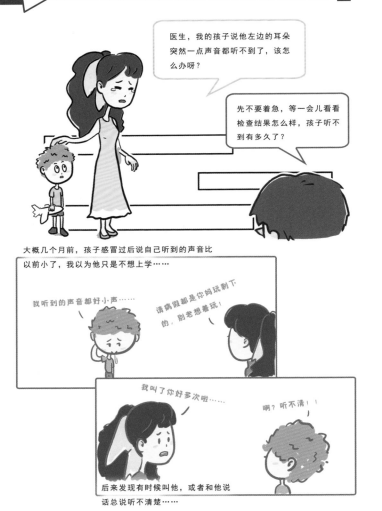

医生，我的孩子说他左边的耳朵突然一点声音都听不到了，该怎么办呀？

先不要着急，等一会儿看看检查结果怎么样，孩子听不到有多久了？

大概几个月前，孩子感冒过后说自己听到的声音比以前小了，我以为他只是不想上学……

我听到的声音都好小声……

请病假都是你闷玩剩下的，别老想着玩！

我叫了你好多次啦……

啊？听不清！

后来发现有时候叫他，或者和他说话总说听不清楚……

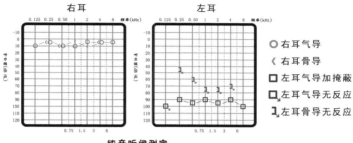

右耳　　　　　左耳

○ 右耳气导

〈 右耳骨导

□ 左耳气导加掩蔽

左耳气导无反应

左耳骨导无反应

纯音听阈测定

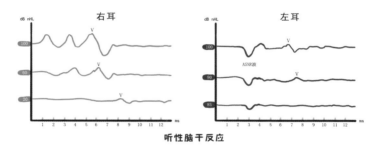

右耳　　　　　左耳

听性脑干反应

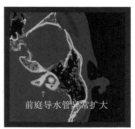

| 正常前庭导水管影像学 | 异常前庭导水管影像学 |
| （示例） | （此次检查） |

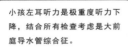

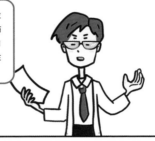

小孩左耳听力是极重度听力下降，结合所有检查考虑是大前庭导水管综合征。

根据病史分析这可能是感冒诱发的，如果发作时间较短可以用药物治疗，但如今已经过去几个月了，无法再用药物改善了，现在是不可逆的听力损失。

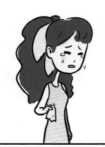
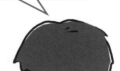

那怎么办啊！医生，我的孩子还那么小，还在上学呢！

不要害怕，针对这种类型的听力损失，我们可以考虑人工耳蜗植入，帮助孩子恢复听力。

上述患者出现的大前庭导水管综合征（LVAS），又称为先天性前庭水管扩大，患者多在 3 ～ 4 岁发病，主要表现为患者在感冒之后出现急性听力下降，虽然这种急性的听力下降可以在短期通过药物治疗恢复，但是由于患者的父母没有及时重视，没有及时就诊，导致大前庭导水管综合征反复发作，听力随之波动性下降，最终造成了"无力回听"的极重度聋，这时候就需要我们的"超级英雄"人工耳蜗来拯救迷途不知返的听力小伙伴了。

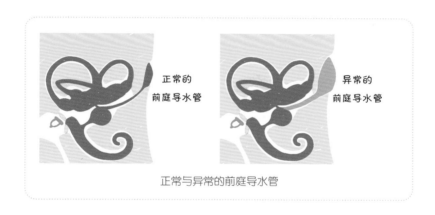

正常与异常的前庭导水管

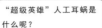

"超级英雄"人工耳蜗是什么呢？

人工耳蜗其实就是我们人类正常耳蜗的替代品！

在大部分听力损失的情况下，听神经仍可正常运作，但耳蜗螺旋器内的毛细胞已经耗损甚至消失了，耳蜗就没办法正常地演奏，产生听觉。

也就是说，耳蜗内负责演奏音乐的音乐家们无法工作了？

是的！这也意味着我们的听觉通路就此中断，我们将无法听到外界传来的声音。人工耳蜗的出现就是来代替耳蜗完成工作的。

人工耳蜗是重建听障人士听力的一种特殊的声电转换装置，主要包括体外部分和体内部分组成。

体外部分主要由麦克风，声音处理器等组成。

体内部分由接收-刺激器和刺激电极组成，需要通过手术植入体内。

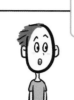

人工耳蜗是怎么发挥作用的呢？它和我们的耳朵不是一模一样的啊……

人工耳蜗的麦克风收集声信号，声音处理器会对所收集的声信号进行降噪优化等预处理，同时将声信号编码转化成电信号，通过传输线圈传入位于皮下植入体的接收刺激器。

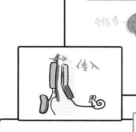

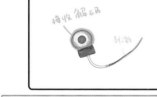

接收-刺激器对电信号进行进一步解码，并生成相应的电刺激，发送到埋植于耳蜗内的电极，通过电极阵列刺激耳蜗内残存的听神经，从而产生听觉。

这一个个裸露的金属面，就是植入体的电极阵列。它们将生成的电刺激直接传递给耳蜗内的螺旋神经节细胞，代替毛细胞"演奏"。

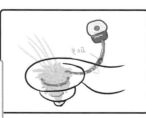

相邻的耳蜗电极之间及耳蜗电极与蜗外电极之间形成的电流回路叫作"声电通道"，这些声电通道与电极的数量并不完全相等，但是电极数量越多，意味着声电通道越多。

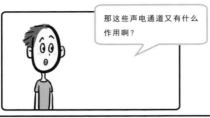

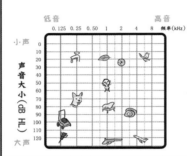

我们生活中的声音并不是单一频率的，每种声音都混合着不同频率传入我们的耳朵里。因此，人工耳蜗必须具备处理不同频率声音的能力。人工耳蜗的声电通道数目越多，能听到的频率也就越多，处理后的声音就更接近自然声。

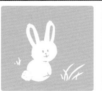
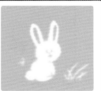

没错！值得一提的是，声电通道只是一种虚拟通道，既不是电极数量也不是物理通道，更准确地说它只是一种编码策略，也是人工耳蜗的核心技术之一。

总的来说，人工耳蜗是一项高度结合了听力学、医学、生物医学、微电子学、机械学、材料学的高新技术产品！最新的人工耳蜗设备及植入技术还能很好地保护耳蜗内幸存的毛细胞，保护残留的自然听力。

⟨?⟩ "超级英雄"人工耳蜗是什么呢？

人工耳蜗是一种替代人耳蜗功能的电子装置，它直接接收声信号，将其编码为电刺激信号，刺激分布于内耳附近的听神经从而产生听觉。也就是说如果患者是耳蜗出现了问题，它能替代耳蜗的功能。人工耳蜗不受内耳病变程度的影响，因此可以应用于重度、极重度感音神经性聋。但是，人工耳蜗的手术植入仍然要求听神经保持基本完好。

美国人工耳蜗联盟（ACIA）把人工耳蜗分成了内和外两个部分。①体内部分包括接收 - 刺激器及电极阵列：皮肤下的接收 - 刺激器负责接收来自处理器的信号并将其转换成电脉冲；电极阵列则负责接收电信号并刺激听觉神经，听神经会传输信息至大脑，大脑分析信号将它解释为有意义的信息。②体外部分包括麦克风、声音处理器等，麦克风负责从外界环境中收集声波；声音处理器可以对声信号进行分析，并转换成电信号从而刺激听神经。

⟨?⟩ "超级英雄"人工耳蜗的工作原理？

佩戴于耳背上的麦克风接收声信号，传输给声音处理器。声音处理器对声信号进行数字化、滤波等，按一定策略编码处理成电信号，通过导线传给传输线圈。传输线圈通过电磁波方式传送给埋置于头皮下的接收 - 刺激器。接收 - 刺激器对编码信号进行解码，按规则选择性地将相应的电信号传给不同部位的作用电极。作用电极再以电刺激形式刺激邻近的听神经纤维，使听神经兴奋，将声音信息传入大脑。

①麦克风收集声音

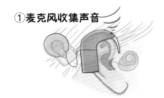

②声音传到声音处理器进行编码

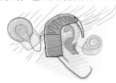

③声音编码转变为电信号后
从声音处理器传到位于皮下
植入体的接收-刺激器

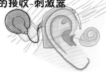

④接收-刺激器对声音进一步解码，
并生成相应电刺激到埋植于耳蜗内
的电极

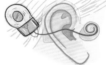

⑤电刺激通过电极阵列刺激耳蜗
内残存的听神经，从而产生听觉

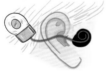

人工耳蜗各个部件的功能作用

"超级英雄"人工耳蜗大展拳脚的地方在哪呢？

在我国《人工耳蜗植入工作指南（2013 年）》中指出，人工耳蜗主要用于治疗重度或极重度感音神经性聋。

世界卫生组织 2021 年的听力学报告中显示，全世界有超过 5% 的人（4.66 亿人）存在听力残疾，其中包括 4.32 亿成人和 3400 万儿童。预计到 2050 年，全球将超过 9 亿人出现残疾性听力损失。

我国现有听力残疾的人数约 2780 万人，占我国残疾总人数的 1/3，位居各类残疾之首，其中先天性聋的发病率达 3%。我国每年大约会增加 3.5 万的先天性耳聋的宝宝。正所谓"牵一发而动全身"，语前聋的宝宝被剥夺听力后，如果不及时干预可能就会伴随语言发育迟缓、智力低下、自卑心理等问题，甚至出现"因聋致哑"等一系列连锁反应。有研究指出，语言发育的关键期是在 1～3 岁，而大脑听觉皮层的发育也存在黄金期，如果对先天性聋的宝宝在听觉皮层发育关键期内进行听觉干预，也就是通过植入人工耳蜗重建其听力，很大程度上能促进其听觉皮层的再发育，使听觉皮层获得有效的听觉刺激，

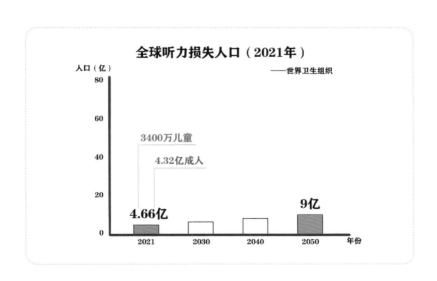

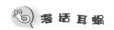

而有效的听觉刺激输入在一定的程度上有助于先天性聋的宝宝对语言的学习和模仿，显著改善听力损失对语言能力的负面影响。所以说，人工耳蜗是帮助先天性耳聋宝宝回归有声世界的有效手段。

⑦ 人工耳蜗是不是只适合被确诊为先天性耳聋的儿童？

别忘了先天性耳聋还有一个孪生兄弟，它的名字叫做后天性耳聋。成年人会因为外界的各种原因导致耳聋，最常见的是压力情绪影响导致的突发性聋。如果突发性聋能被及时发现，就可以得到良好的预后效果，但是如果不能及时治疗，可能就会造成无法挽救的永久性听力损失。"躲得初一，躲不过十五"，随着年龄的增大，老年人的耳蜗毛细胞会逐渐凋亡，而许多研究已经证明，耳蜗毛细胞的数量是固定的，且目前暂时没有办法使耳蜗毛细胞"死而复生"，当老年人的耳蜗毛细胞凋亡到一定数量的时候，就会出现重度及以上的感音神经性听力损失，而老年人缺少听觉信息的传入，会对大脑认知功能产生影响，长期的影响甚至会导致阿尔茨海默病的发生。

⑦ "超级英雄"人工耳蜗真的无所不能吗？

不是的！我们首先要知道，人工耳蜗的功能是将声信号转换为电信号，通俗点说就是耳蜗毛细胞的替代品，但是听觉传导通路还需要听神经传导电信号到大脑，如果听神经不同步传送信号、缺损或中断，就像断了的"电话线"，人工耳蜗产生的电信号将无法通过听神经传递到大脑听觉皮层，也就产生不了听觉。此时，植入人工耳蜗根本无济于事。

　　植入人工耳蜗后并不是万事大吉，听到声音只是最基础的一步，在日常生活中，声音会有韵律、音调、音高、音色等不同，需要制定合理的听觉‐言语康复训练方案，家庭、社会、学校三位一体，才能使人工耳蜗的植入效果发挥到最大。

（杨海弟　林晓婷　杨嘉仪　高敏倩）

人工耳蜗植入的"通行证"

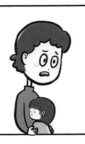

医生，我家宝宝出生时没通过双耳听力筛查，6个月大时配了助听器。现在宝宝满周岁了，对声音没有反应，叫她名字也没有用。这种情况适合做人工耳蜗吗？

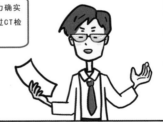

看孩子之前的报告，双耳听力确实很差。之前有在别的医院做过CT检查吗？

有的，当时CT报告提示耳蜗发育正常，我们也没有耳聋家族史。

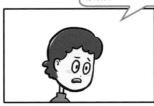

先天性聋可由多种因素导致。如遗传因素，环境因素，药物（如耳毒性药物），感染（如风疹、弓形虫等）等。

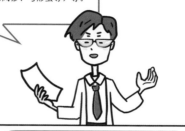

那医生，我家宝宝适合植入人工耳蜗吗？植入人工耳蜗以后，宝宝就能听到声音了吗？

先去复查一下听力，孩子现在已经1岁了，听力对他的发育是至关重要的。尽早排除手术禁忌证，了解人工耳蜗相关事项，我们就可以安排手术和康复进程。

另外，在术前还要做一个全面的评估，确定孩子没有其他的问题。植入人工耳蜗是孩子能听到声音的第一步，后面还需要不断的学习和康复训练才能使孩子的听力达到和正常儿童一样的水平。

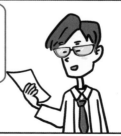

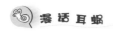

⑦ 人工耳蜗的作用是什么？

人工耳蜗由两部分组成：体外部分和体内部分。体外部分包括一个麦克风和一个声音处理器，通常佩戴在耳后。麦克风起到接收声音的作用，并将其传递至声音处理器。声音处理器将声信号转化为电信号，通过皮下的传输线圈传递至体内部分。体内部分由电极阵列和植入颞骨内的蜗窗电极组成。电信号通过蜗窗电极直接刺激听神经，将信号传送到大脑的听觉皮层，形成听觉感知。

人工耳蜗通过手术植入的方式，用于帮助重度至极重度感音神经性听力损失人群恢复部分或全部听觉功能。为满足适应证的听障患者植入人工耳蜗能有效提高听力和沟通能力，提高生活质量。

我国多通道人工耳蜗植入术的开展始于 1995 年，现今该技术已较为成熟。目前一些特殊适应证的听力障碍患者植入人工耳蜗的安全性和疗效也得到了证实，因而人工耳蜗的适应证范围也得到一定程度的扩大。

⑦ 人工耳蜗植入的"通行证"是什么？

总的来说，人工耳蜗主要适用于双耳重度及极重度的感音神经性聋患者。植入效果根据特定患者的植入年龄、内耳发育情况、康复时长等因素而有所不同。

1. 语前聋

一般而言，人工耳蜗适用于各个年龄段的语前聋患者。植入年龄越早，本身的听觉 - 言语基础越好，康复训练时间越长，植入的效果越好。我国《人工耳蜗植入工作指南（2013 年）》建议 12 个月至 6 岁之内的语前聋患儿植入人工耳蜗时可不考虑其本身的听觉和言语因素。而对于 6 岁以上的语前聋患者，指南建议先考虑患者自身的助听器配戴史和听觉 - 言语基础，但是年龄因素本身并不是人工耳蜗植入的禁忌证。

上述指南还建议双侧极重度感音神经聋的语前聋患儿在确诊并排除相关手术禁忌后尽快植入人工耳蜗；重度感音神经性聋的语前聋患儿在使用助听器 3～6 个月无效后，也应考虑植入人工耳蜗，改善听力。脑膜炎导致的耳聋存在耳蜗骨化的风险，建议此类患者在满足手术植入条件后尽快植入。

因此，所有双侧听力为重度、极重度感音神经性聋均可作为人工耳蜗植入的适应证。重要的是，进行全面的术前评估，排除手术禁忌证，建立合适的期望，并在术后进行必要的评估和康复训练。

2. 语后聋

我国《人工耳蜗植入工作指南（2013 年）》建议，将所有年龄段的语后聋患者作为人工耳蜗植入的适应证。人工耳蜗适用于双耳重度至极重度的感音神经性聋患者，尤其适用于无法依靠助听器进行日常口语交流者。同样，满足上述条件的患者还需要排除植入手术的禁忌证，并建立合适的预后期望值。

3. 特殊情况植入人工耳蜗

可用人工耳蜗干预的特殊情况主要包括脑白质病变、听神经病、内耳结构畸形等。需要明确的是，虽然将下列情况作为人工耳蜗植入的适应证，但患者在术前必须经过全面的医学检查和评估，确保术中和术后的安全性。

（1）脑白质病变。脑白质病变可能导致患者的智力和运动能力受损。经 MRI 检查和行为学评估后，患者确诊脑白质病变，并伴有严重的智力和运动能力缺陷，建议患者家属在植入人工耳蜗之前建立合理的预期。

原因在于：脑白质病变通常影响大脑神经元的连接和传递信息的能力，而人工耳蜗只能通过刺激内耳神经来恢复听力。一旦患者的智力和运动能力严重受累，植入人工耳蜗的康复效果将会受到患者本身智力低下的限制。

尽管植入人工耳蜗可能无法直接改善脑白质病变引起的智力发育异常等问题，但早期植入人工耳蜗能起到提高听力和沟通效率的作用，有利于为患者提供后天学习的基本信息，促进认知和智力发展。

（2）听神经病。听神经病的特点是声音信号在传输到大脑进行识别的过程中出现问题，是一种特殊的神经性聋。听神经病主要由耳蜗内毛细胞、听神经突触和 / 或听神经本身功能不良所导致。尽管听神经病患者可能能够听到声音，但他们可能无法正确理解这些声音，因为他们的大脑无法正确解释从耳朵传来的信号，表现为言语识别率异常低下。助听器对听神经病患者的帮助微乎其微，但人工耳蜗能在一定程度逆转听神经病患者神经同步不良的缺陷，可作为一种有效的治疗方式。

简单来说，人工耳蜗的电极能够起到绕过受损的耳蜗毛细胞，直接刺激听觉神经的作用。此时，若听神经病患者的病变部位位于内毛细胞，但突触后膜和听神经相对正常，则植入人工耳蜗的效果比较理想。而当病变位于突触后甚至更靠近中枢的部位时，植入人工耳蜗的疗效往往并不明显。

听性脑干反应（auditory brainstem response，ABR）是一种客观评估听力的方法。ABR 通过声音刺激探测听神经传导路径上的电位活动。一般，听神经病患者的 ABR 检查可表现为波形分化不良，波间期、潜伏期延长等异常表现。

电刺激听性脑干反应（electric auditory brainstem response，EABR）已被国际多数学者公认为听神经病术前评估的"金标准"。其原理是利用电刺激信号直接刺激螺旋神经节细胞，产生生物电冲动沿听神经向中枢传播，从而判断听觉通路由听神经到脑干的电生理活性。若听神经病患者的术前 EABR 可获得反应波形，则说明患者的听觉通路可以正常传导听觉电信号，具备植入人工耳蜗的基本条件。但由神经脱髓鞘病变引起的听神经病患者无法获得典型的 EABR 波形，即便植入人工耳蜗，病变的听神经仍无法将电刺激传至脑干及皮层。因而术后效果不良，故应谨慎选择。

总之，对于听神经病的治疗，植入人工耳蜗可能是一个有效的选择，但具体是否适合植入人工耳蜗需要根据病情的严重程度进行综合考虑。

（3）内耳结构畸形。先天性内耳畸形包含耳蜗畸形、前庭畸形、半规管畸形、内耳道畸形和前庭导水管畸形。根据各部位的生理功能，不同程度的畸形可引起相关的听觉传导受损、平衡障碍和进行性迷路功能障碍等情况。其中，可作为人工耳蜗植入的适应证包括共同腔畸

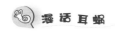

形、耳蜗发育不全、耳蜗骨化和内听道狭窄等。

（4）慢性中耳炎伴鼓膜穿孔。慢性中耳炎伴鼓膜穿孔者的人工耳蜗植入手术需要在炎症反应得到控制后进行。术式包含一期手术或分期手术。

② 人工耳蜗植入的禁忌证是什么？

虽然人工耳蜗可以为严重听力损失的人们带来重要的听力恢复效果，但并不是每个听障者都适合使用人工耳蜗。

1. 绝对禁忌证

（1）内耳严重畸形。Michel 畸形是最严重的一种内耳畸形，表现为内耳骨迷路与膜迷路完全未发育，包括耳蜗、前庭、半规管、前庭水管和耳蜗水管完全缺如，无残余听力。此类畸形是人工耳蜗植入的绝对禁忌证，完全不可能通过植入人工耳蜗的方式获得听力。对于此类畸形，仅有听觉脑干植入（auditory brainstem implantation，ABI）的方法可以提供听觉重建的可能。

耳蜗未发育：此类患者不具有耳蜗结构，其前庭系统可能正常或扩大。耳蜗未发育的患者不具有耳蜗神经，也是人工耳蜗植入的绝对禁忌证。

（2）听神经中断或缺损。如前所述，唯有听神经能够同步放电，才能起到传递人工耳蜗所提供的电信号的作用，以供听觉中枢和大脑皮层进行听觉处理，理解语音和复杂的声音。当患者的听神经中断或缺损时，人工耳蜗无法起到任何作用。

（3）中耳乳突急性化脓性炎症。在患有中耳乳突急性化脓性炎症的情况下，为患者植入人工耳蜗可能会增加术后脑膜炎和脑脓肿的风险，这些并发症可能危及患者生命。因此，绝对不建议在急性期直接植入人工耳蜗。

建议此类患者在药物或手术方法清除感染并恢复中耳乳突的正常功能后，再根据健康状况、听力损失程度、内耳和听神经的发育和功能状况等因素，请专业医生评估是否适合植入人工耳蜗。

2. 相对禁忌证

（1）癫痫频繁发作不能控制。癫痫是一种由脑部神经元异常放电引起的慢性疾病，其发作具有突发性和不可预测性。当人工耳蜗的电刺激作用于听觉神经时，可能会干扰大脑的正常电活动，从而诱发或加重癫痫发作。因此，对于频繁发作且无法控制的癫痫患者，植入人工耳蜗可能会带来更大的风险。

如患者的癫痫发作已得到有效控制，且没有其他严重的医学禁忌证时，医生可能会考虑进行人工耳蜗植入手术。但这种情况下，医生需要对患者的具体情况进行全面评估，并制订个性化的手术方案。

（2）严重精神、智力、行为及心理障碍，无法配合听觉 - 言语康复训练的患者不适合植入人工耳蜗。原因在于：人工耳蜗的植入和后续训练需要患者的积极配合，各种原因导致的患者无法配合康复均会导致植入效果大打折扣。

心理障碍也可能影响患者的适应能力和训练效果。如果患者存在严重的焦虑、抑郁等情绪问题，亦会影响他们对人工耳蜗电信号的处

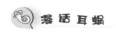

理能力，降低听觉 - 言语康复训练的效率，从而影响人工耳蜗的植入效果。

因此，对于存在严重精神、智力、行为及心理障碍的患者，在决定是否进行人工耳蜗植入手术前，需要综合考虑患者的整体状况，评估手术配合和后续听觉 - 言语康复训练的可行性。如果这些障碍无法得到有效控制或改善，那么植入人工耳蜗可能不是最佳的选择。

⑦ 人工耳蜗植入的预期效果怎么样？

1. 语前聋

语前聋通常指的是在学会语言之前发生的耳聋。可由先天性因素（如遗传因素或母体在妊娠期的某些情况）或后天性因素（如感染、疾病、意外损伤）导致。

遗传性聋是由于基因或染色体异常引起的耳聋。患者可在出生后不久，或在青春期甚至更晚出现症状。人工耳蜗植入后，患者的听觉 - 言语康复疗效主要受致聋基因突变及其亚型影响，不同致聋基因突变的发病机制并不相同，当致聋突变所致病变局限于耳蜗毛细胞、支持细胞、血管纹以及其他突触前结构时，患者植入耳蜗的效果相对较好。

常见的，可能突变的致聋基因有 *OTOF*、*KCNQ1*、*GJB2*、*GJB3*、*SLC26A4*、*COCH* 等。其中，*GJB2* 基因突变所致的非综合征型的语前聋在我国最为常见。当致聋基因主要表达在耳蜗毛细胞突触前结构时，患者植入人工耳蜗的效果较好。当致聋基因主要表达在突触后结构，以及听觉中枢时，如螺旋神经节和听神经，患者植入人工耳蜗的效果往往参差不齐，但术后可通过个性化的交流技能训练提高沟通水平。

儿童期是言语和智力发育的关键时期，该阶段如果没有及时发现听力障碍并采取有效措施干预，致使儿童接受外界信息渠道受阻，可产生言语及行为问题，甚至影响儿童情感、心理和社会交往等能力发展，给家庭和社会造成沉重负担。

研究表明，学龄前植入人工耳蜗的近期效果与植入年龄非常相关。人工耳蜗植入得越早，孩子的听觉功能和言语发展进步就越快。良好的康复效果不仅依赖于科学的康复训练，也与术后使用人工耳蜗时间长短、术后语训时间长短、术前残余听力、术前配戴助听器及术前康复情况密切相关。

双耳极重度感音神经性的语前聋患者在植入人工耳蜗后，其听觉整合能力随开机时间的延长呈逐渐上升趋势，并在第一年内快速发展，开机后 2 年左右达到平台期，整体呈"先快后慢"的增长趋势。有言语模仿能力的患者术后早期听声学语等适应能力的发育速度较无言语模仿能力的患者更快。

14 ～ 16 岁听障儿童在植入人工耳蜗后，其听阈、听觉功能及言语功能获得明显的改善。并且，随着康复时间的延续，其言语识别、听觉反应、口语对话能力持续提高。

对于成人语前聋患者，植入人工耳蜗是一种可能的治疗选择。有研究显示，人工耳蜗植入 2 年内能显著并持续提高成人语前聋患者的言语识别能力，且植入前配戴助听器的成人语前聋患者植入后表现好于植入前未配戴助听器的患者，并且随着干预时间的延长，二者的差距可逐渐扩大。可见助听器能够为语前聋患者提供必要的听觉和认知经验基础，有利于其获得更好的康复效果。

成人语前聋患者在决定接受人工耳蜗手术前，需要进行全面的评估和咨询，充分了解手术的意义及需要面临的风险。完整的术前评估工作、充分的术后康复训练可使成人语前聋患者获得更大的疗效。

2. 语后聋

语后聋的常见病因包括头部外伤、中耳炎、突发性耳聋、药物性耳聋、爆震性耳聋、老年性聋以及遗传因素等。

我国有学者对不同年龄段的语后聋植入人工耳蜗者进行了回顾性统计分析，结果表明，中青年人、老年人及高龄老年人在植入人工耳蜗后一年，其听觉反应能力、言语表达水平都呈现持续提高的趋势。

然而，由于老年人中枢听觉和认知能力的退化，植入人工耳蜗后，他们在噪声环境下的言语识别能力会低于年轻人。

遗传因素引起的语后聋通常与特定的致聋基因有关。例如，线粒体 DNA A1555G 基因突变可导致母系遗传的药物性聋。携带致病基因的母体可在不发病的情况下传递给后代，使后代在使用某些药物（如氨基糖苷类药物）时发生耳聋。另一种情况是 SLC26A4 基因突变，可导致大前庭导水管综合征。前庭导水管系统发育异常，可引起感音神经性听力损失和眩晕等症状。患有大前庭导水管综合征的个体可能在出生时并无明显症状，但随着年龄的增长，特别是在儿童和青少年期，可能会出现进行性的听力减退和耳鸣等症状。此类患者植入人工耳蜗的疗效较好，可达到与非大前庭导水管综合征的患者相同的水平。

需要注意的是，即使遗传因素是语后聋的一个原因，但并不意味着所有携带致聋基因的人都会发展为耳聋。其他因素，如环境因素、生活方式、健康状况等也可能对听力产生影响。

对于已经诊断为语后聋的患者，了解其遗传背景可以帮助预测其听力损失的可能进展，并制定相应的干预策略。此外，对于有生育需求的夫妇，了解他们的致聋基因携带情况可以通过遗传咨询和产前诊断来评估其后代发生耳聋的风险，并采取相应的预防措施。

综上所述，无法从助听器获益的耳聋患者在考虑植入人工耳蜗之前，应咨询专业医生，进行多学科评估和诊断，确定是否满足手术植入的必要条件。其次，在决定植入人工耳蜗后，需明确植入手术及术后护理及康复的注意事项。最后，患者家属及本人应在专业指导之下掌握必备的听觉 - 言语康复知识与技能，实现康复效果最大化。对成人语后聋植入人工耳蜗者而言，听觉适应性训练和言语识别训练同样至关重要。

（罗伊雯　高敏倩　杨海弟）

植入人工耳蜗前也要进行"考试"？

❓ 人工耳蜗围手术期评估第一步：术前听力评估

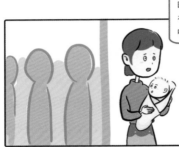

> 医生，我家小朋友出生后听力筛查有问题，该怎么评估他的听力问题呢？

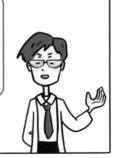

> 6岁以下的小朋友通常不能配合纯音听力测试，所以一方面，医生会通过观察小朋友的行为，采用视觉强化和游戏测听的方式侧面评估；另一方面，医生也会通过考虑短声听性脑干反应、40 Hz听觉事件相关电位、听觉稳态反应和耳声发射这些客观听力学评估指标进行综合评价。而对于6岁以上的小朋友，医生往往会为其进行纯音测听，并通过观察其助听后言语识别的表现进行评估。

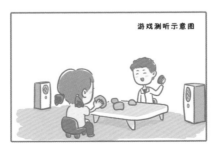

游戏测听示意图

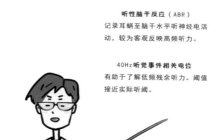

听性脑干反应（ABR）
记录耳蜗至脑干水平听神经电活动，较为客观反映高频听力。

听性稳态反应（ASSR）
可以评估低频500Hz～高频4000Hz频率的听力情况。

40Hz听觉事件相关电位
有助于了解低频残余听力。阈值接近实际听阈。

耳声发射（OAE）
记录耳蜗产生的音频能量，能够反映耳蜗外毛细胞的功能状态。

不同客观听力学评估指标

⑫ 儿童植入人工耳蜗的条件是什么？

客观听力学评估短声 ABR 阈值 > 90 dB nHL；40 Hz 听觉事件相关段位 1 kHz 以下反应阈值 > 100 dB nHL，听觉稳态反应 2 kHz 及以上频率阈值 > 90 dB nHL；双侧耳声发射均未通过的双耳重度或极重度感音神经性聋的患儿可以先尝试配戴助听器，一般需要双耳配戴，选配后要做助听听阈测试和言语识别测试，3 ～ 6 个月无效或者效果不佳可以考虑植入人工耳蜗。

⑫ 如果助听器的效果不好，需要尽早植入人工耳蜗吗？

儿童言语发育存在一个关键期，越早植入人工耳蜗对儿童言语和大脑功能发育越好，即植入人工耳蜗的年龄越小效果越佳。儿童植入

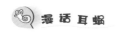

人工耳蜗的年龄通常为 12 个月～6 岁。6～12 月的患儿如满足植入要求也可以进行人工耳蜗植入术。

❓ 如果小孩只有一只耳朵听力有问题，是否需要植入人工耳蜗呢？

目前治疗单侧耳聋患儿有效手段包括骨导助听器（如 Baha、骨桥）和人工耳蜗植入术。传统方法通过颅骨振动由对侧健耳感知声音的方式无法为大脑提供双耳听觉输入。从这个角度考虑，如果想要同时改善双耳听力，人工耳蜗植入术是最有效的治疗手段。但是如果只是想减轻听力损失带来的影响，可以考虑使用一段时间助听设备后再考虑是否需要植入人工耳蜗。从病因上考虑，健耳听力可能逐渐丧失的单侧耳聋儿童（如大前庭导水管综合征患儿），如果满足植入人工耳蜗的要求应尽早植入。此外，细菌性脑膜炎所致的单侧耳聋患儿也应及时植入人工耳蜗，以免内耳骨化影响植入效果。

❓ 单侧耳聋的孩子的听力评估标准是否和双侧耳聋的孩子不同？

虽然单侧耳聋的孩子有一只耳朵可以听到声音，但是与听力正常的孩子相比，他们常由于较差的声源定位和言语识别能力而在学习和生活中存在困难，所以医生通常还会将空间听力与声源定位能力作为评估植入人工耳蜗标准的补充。另外，单侧耳聋患儿的言语评估也是植入人工耳蜗前需要考量的重要标准。如果单侧聋患儿三频纯音平均值（500 Hz、1000 Hz 和 2000 Hz）> 60 dB HL 或者日常状态下的言语可懂度指数 ≤ 0.65，我们就可以预估助听器效果不佳，建议行人工耳蜗植入术。

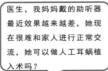

医生，我妈妈戴的助听器最近效果越来越差，她现在很难和家人进行正常交流，她可以做人工耳蜗植入术吗？

那么老人家的听力评估和小孩子有哪些不同呢？

当然可以，对于各个年龄段的语后聋患者，如果双耳听力损失达到重度或极重度感音神经性聋，配戴助听器后不能进行正常言语交流，在不存在手术禁忌症的条件下可进行人工耳蜗植入术。

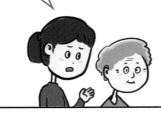

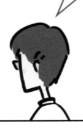

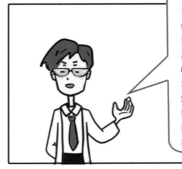

老年人一般都可以配合我们的言语测听，所以我们一般采用纯音测听+言语评估结合的形式对其进行测试。对于语后聋患者双耳纯音气导平均听阈＞80dB HL的极重度听力损失或双耳助听后听力较佳耳的开放短句识别率＜70％的重度听力损失，助听器很难发挥良好的疗效，建议进行人工耳蜗植入术治疗。

⑦ 患者年龄较大，人工耳蜗植入术安全吗？治疗效果会不会很差？

年龄并不是行人工耳蜗植入术的限制因素。人工耳蜗植入术在80～90岁的年龄段均有成功植入康复的案例。当然，考虑到老年人的特殊情况，如中枢听觉系统退化、认知功能减退和其他合并的精神心理障碍，康复效果可能会比年轻患者差一些。但多数研究均证实了人工耳蜗植入术对老年人的言语表现和生活质量有正向效果。另外，耳聋已经被明确为阿尔茨海默病发病的高风险因素，老年人尽早植入人工耳蜗可能会改善其认知能力，延缓甚至逆转老年耳聋人群的认知衰退进程。

⑦ 患者双耳听力都很差，单侧植入和双侧植入是否存在区别？

在经济条件和患者身体条件允许的情况下，我们非常鼓励患者双耳聆听声音。如果另一侧耳朵配戴助听器尚有一定疗效，可以采用人工耳蜗＋对侧助听器的聆听模式，如果双耳配戴助听器均效果不佳，双侧人工耳蜗植入术会为患者提供额外的好处。最突出的好处体现在患者噪声环境中有更好的言语识别表现和声源定位能力。双耳聆听可以利用头影效应实现更好的噪声下言语识别，这一点在噪声和目标信号在空间上明显分离的条件下尤为显著（如右侧背景噪声因头颅阻碍到达左耳时衰减，从而在左耳形成较高的信噪比）。另一方面，脑干听觉神经核团可以同时处理双耳信号在时间、频谱上的差异，经中枢汇总处理后可以实现言语信号和背景噪声的加工分类。当双耳接收信号时，中枢处理同样可以汇总双耳信号，增加对声音强度和频率差异的辨别能力，从而提高患者在安静条件和噪声条件下的言语识别表现。最后，双耳聆听提高声源定位能力的同时可以让患者避免生活中的安全问题，如规避马路上鸣笛的汽车。

（陈倬诣　杨海弟）

人工耳蜗围手术期评估第二步：其他评估

术前影像学评估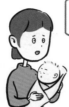

> 医生，为什么我的孩子做手术前需要做CT和MRI这些检查呢？

手术前做CT和MRI影像学检查的目的分为2个方面，一是可以帮助医生提前了解患者的耳蜗及听神经结构是否正常，这直接决定了耳蜗电极刺激能否在耳蜗内发挥预期的效果，如内听道完全闭锁，听神经形态明显异常的患者，人工耳蜗的电极就无法对其听神经施加有效的神经电刺激。

二是影像学检查可以帮助医生客观准确地评估手术解剖区域的特点，增加手术的安全性和减少手术并发症的发生风险。对于耳蜗畸形（如耳蜗先天畸形或因脑膜炎导致的耳蜗骨化）的患者，医生可能会选用不同型号的电极来实现更有效的神经刺激。

异常耳蜗结构科普-影像学课堂

植入人工耳蜗的绝对禁忌证：无耳蜗畸形

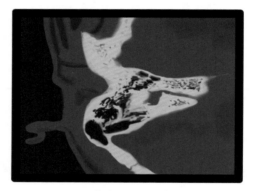

CT检查显示无耳蜗

植入人工耳蜗的绝对禁忌证：内听道狭窄/耳蜗神经缺如

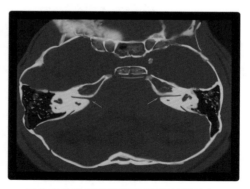

CT检查显示内听道狭窄/耳蜗神经缺如

植入人工耳蜗的相对禁忌证：脑膜炎后耳蜗骨化

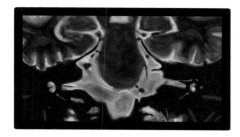

MRI检查显示耳蜗显影不良

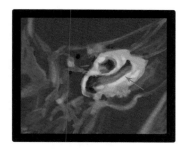

CT检查提示耳蜗底转明显骨化

植入人工耳蜗的相对禁忌证：中耳炎

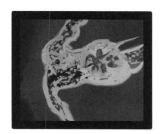

患者因素评估

医生，我带孩子做完了听力检查和影像学评估，还需要完善其他检查吗？

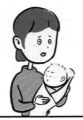

在正式地进行人工耳蜗手术之前，我们还需要进一步了解患者的一般情况，具体的评估内容可能因地区和医院的不同而略有差异。

患者目前的生活质量

患者或患儿家长对植入手术的期望值

心理和社会学评估
（涉及情感、职业、交流和适应能力等多方面）

老年患者进行认知评估

儿童进行言语认知发育评估

这一评估过程需要外科手术医生、听力学医生、心理学家、言语治疗师等多个专业领域的专家参与合作，以综合考虑患者植入人工耳蜗后的预期与康复效果。

耳聋基因评估(非必须)

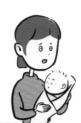

> 医生，我家孩子是致聋基因缺陷导致的先天性耳聋，人工耳蜗植入术能有效果吗？

目前学界内已经发现了百余种致聋基因，不同耳聋基因对人工耳蜗的效果影响因其听觉通路上表达位置而存在巨大的差异因素。因此，关于耳聋基因缺陷导致的耳聋是否适用人工耳蜗的情况不能一概而论。

SLC26A5　　线粒体基因

GJB2　OTOF　　　　TECTA

OTOG　　　GJB3

SLC26A4

COCH

常见的致聋基因

对于病因不明的先天性耳聋患者，在必要的条件下行耳聋基因检测是一种有效的评估手段。

术中神经反应评估

医生，如何判断手术植入人工耳蜗成功与否呢？

手术过程中，我们有专门的人工耳蜗工程师进入手术室同步参与手术。

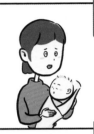
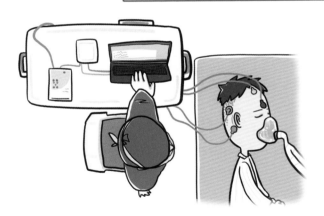

在外科医生成功植入人工耳蜗后，工程师便会激活人工耳蜗相关程序，在计算机上观察人工耳蜗电极电阻是否处于正常范围、神经刺激能否引出正常的刺激波形。确保人工耳蜗植入体能够正常工作以后，外科医生缝合切口，手术结束。

术后影像学复查

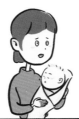

医生，做完手术以后，孩子还需要做其他的检查吗？

在出院前，还需要再进行一次颞骨CT或人工耳蜗X线片检查，确认人工耳蜗电极的位置，来评估人工耳蜗电极是否在位。

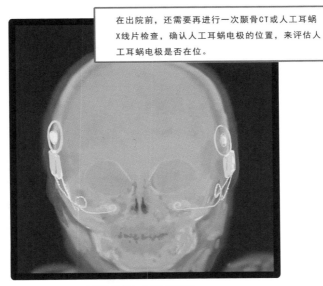

人工耳蜗植入术后X线复查

人工耳蜗成为"小耳朵"的过程

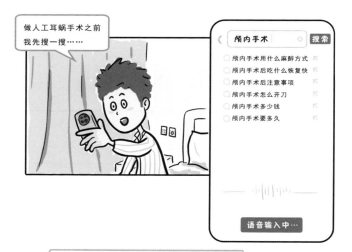

做人工耳蜗手术之前
我先搜一搜……

颅内手术 搜索

颅内手术用什么麻醉方式
颅内手术后吃什么恢复快
颅内手术后注意事项
颅内手术怎么开刀
颅内手术多少钱
颅内手术要多久

语音输入中……

× × 医学网

饼医生

颅内手术术后可能会出现不同程度的脑水肿及颅内压增高，进一步发展可能导致缺血缺氧性脑病，甚至脑梗死、瘫痪、失明，如发生脑疝，有可能会危及生命！

什……什么！！！
会危及生命的吗？！

医生，我在网上查到颅内手术有很高的风险，那人工耳蜗植入术会不会很危险啊？我好害怕……

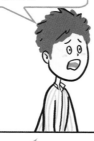

不要着急……**人工耳蜗植入术并不是颅内手术**，人工耳蜗植入只在耳后头皮下操作，颅内和耳朵就像是楼上和楼下两个层面，人工耳蜗植入出现并发症的风险和严重程度比颅内手术要小得多。

那人工耳蜗植入是一个大手术吗？会不会有很大的伤口，要做很长时间吗？

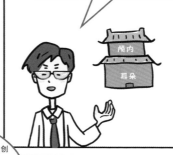

人工耳蜗植入术总体上是一个很小的微创外科手术，我们会做一个2～3 cm的耳后切口，手术出血量也非常小，一般也不超过5 mL，单侧植入通常1～2小时就可以完成，不用过于担心。

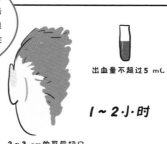

出血量不超过5 mL

1～2小时

2～3 cm的耳后切口

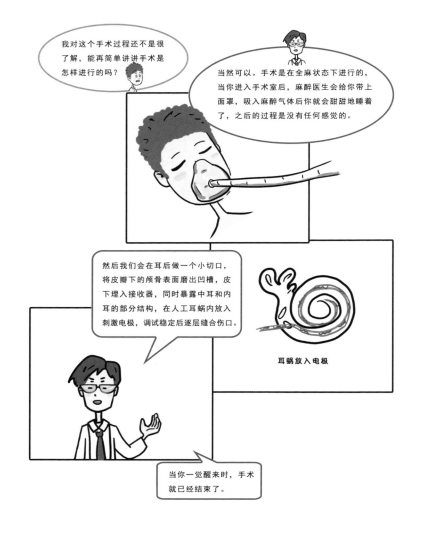

耳蜗放入电极

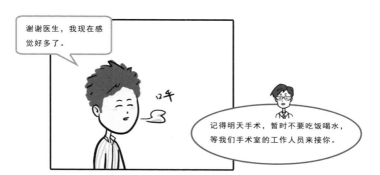

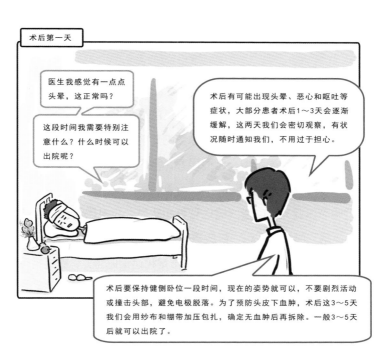

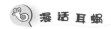

❓ 颞部软组织层次

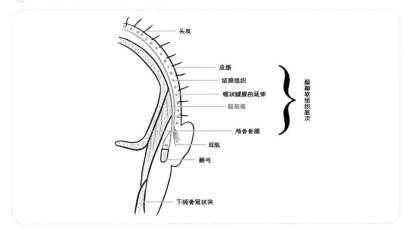

要了解人工耳蜗手术，我们首先需要知道颞部软组织的解剖特点。想象一下我们的头皮就像一个精心设计的书架，每一层都承载着不同的书籍和装饰品，每一层都有其独特的功能。①最外层皮肤：这一层就像书架最上面的展示架，它很显眼，容易接触到外界。这层皮肤屏障较为厚实，就像书架的表面，上面布满了各种"装饰品"，比如汗腺（帮助我们调节体温），血管（输送营养和氧气），淋巴管（帮助排除废物）。②第二层结缔组织，存放着一些"重要文件"和"珍贵物品"，比如脂肪（储存能量），神经（传递感觉和运动信号），纤维组织（提供结构支持）。这一层通过一些"小夹子"（短纤维）与上层皮肤和下层的帽状腱膜层紧密相连。③第三层帽状腱膜层是一个坚固的"支撑架"，连接着额头和后脑勺的肌肉，就像书架的隔板一样，保持整个结构的稳定和形状。④第四层腱膜层下层是一个"缓冲垫"，位于坚固的支撑架和下面的底层之间。虽然它很薄，但它帮助缓解压力，避免内层损伤。⑤最内层颅骨骨膜层紧贴着头骨，就像书架的底座一样，为整个结构提供坚实的基础和支撑。

❓ 人工耳蜗植入术的范围是什么？

在进行人工耳蜗植入术的过程中，医生始终在患者的颞骨、内耳层面进行操作。医生会将接收器放置于皮下组织和颞骨外侧之间，刺激电极则被植入耳蜗内，虽然操作中需要去除部分颞骨骨质制作骨床来固定接收器，但实际上整个手术过程并不涉及颅内结构。

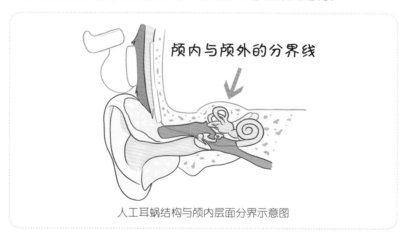

人工耳蜗结构与颅内层面分界示意图

从难度上来看，人工耳蜗植入术是一个相当成熟的精细外科微创手术，耳后手术切口长度一般 2～3 cm，术中出血量一般不超过5 mL，单侧植入手术时间在 1～2 小时。人工耳蜗植入术出现并发症的风险很小，国内一般建议患者在术后继续住院观察 3～5 天再出院。

所以，过分夸大、妖魔化人工耳蜗植入术难度，甚至认为人工耳蜗是开颅手术的观点，都有失之偏颇的。

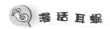

⑦ 人工耳蜗手术的详细步骤有哪些？

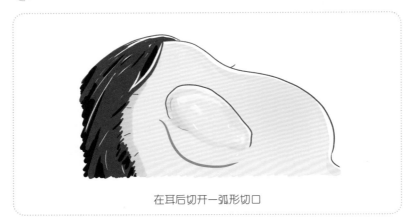

在耳后切开一弧形切口

1. 切开皮肤

全麻插管后，患者仰卧位，头偏向对侧，使术耳向上，常规消毒耳部及术侧头半侧皮肤。在耳后沟后侧 5 mm 左右做一弧形切口，切口向后上颞枕方向延伸，深达骨膜和帽状筋膜外，在骨膜和帽状筋膜外分离皮肤，暴露耳后及颞枕部术野。

皮肤切口的选择：人工耳蜗植入术可选择不同的皮肤切口，主要考量的是要避免电极线受到挤压并为植入体提供足够的覆盖，即避免皮下接收 - 刺激器外侧的皮肤被卡在声音处理器和接收 - 刺激器之间。下图为 4 种不同的皮肤切口。

（1）正常耳后切口。有既往手术史时，最好用同样的正常耳后切口。需要做新的手术切口时，可选择植入体公司提供的模板，以保证切口线恰好位于声音处理器的后方。

（2）宽 C 形耳后切口。特别适用于乳突气化良好而需要较多的颞骨钻磨或需要更广泛的手术视野的病例，但在接收 - 刺激器的位置上会造成伤口和瘢痕。

（3）Lazy-S 形切口。在成人病例中使用 Lazy-S 形切口可适当地覆盖植入体，并且能够为磨出植入体骨床提供较好的通道，但对于儿童来说，使用 Lazy-S 形切口损伤面神经的风险更高（儿童面神经在乳突尖处的位置更靠外侧）。

（4）最小入径切口。在手术过程中需要用力牵拉皮肤，会导致更多的皮肤瘢痕问题和感染的额外风险。该术式有时会用到两个切口：一个切口为了进入乳突和中耳；另一个为了放置接收 - 刺激器。

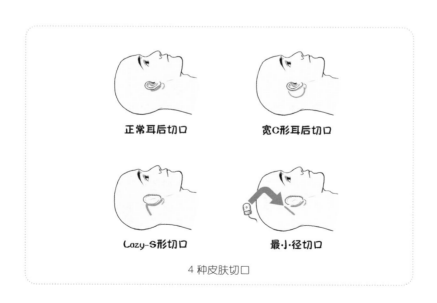

正常耳后切口　　宽C形耳后切口

Lazy-S形切口　　最小径切口

4 种皮肤切口

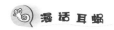

2. 掀起肌骨膜层，制作肌骨膜瓣

在皮下继续做一骨膜切口，分离骨膜和帽状筋膜，暴露骨面，制作一个足以覆盖植入体和电极的肌骨膜瓣或骨膜瓣，一般来讲，皮瓣需要足够大以便能完全覆盖接收 - 刺激器前缘。皮肤和骨膜切口应至少重叠 1 cm，皮肤切口至少超出接收 - 刺激器前缘 1 cm。

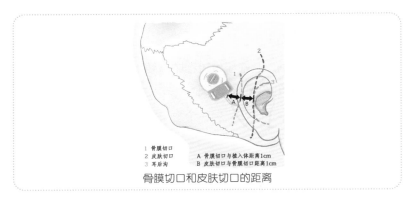

1 骨膜切口
2 皮肤切口   A 骨膜切口与植入体距离1cm
3 耳后沟   B 皮肤切口与骨膜切口距离1cm

骨膜切口和皮肤切口的距离

3. 乳突切除

采用传统电钻和吸引冲洗技术行有限的乳突切除术，手术视野中可见外半规管和砧骨短脚。手术会保留皮质骨内部边缘固定电极。

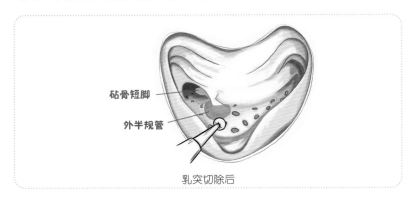

砧骨短脚

外半规管

乳突切除后

4. 暴露面神经隐窝

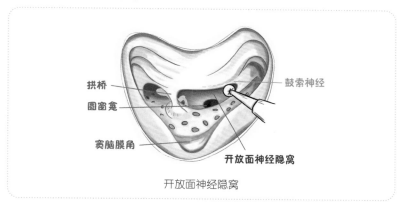

拱桥
圆窗龛
窦脑膜角
鼓索神经
开放面神经隐窝

开放面神经隐窝

仔细轮廓化面神经，确定面神经垂直段，避免暴露面神经鞘。开放面神经隐窝后，通常在镫骨肌腱和卵圆窗下方可见圆窗龛。

5. 暴露圆窗龛

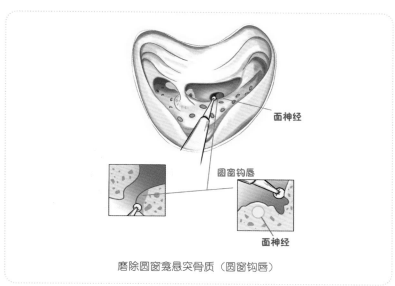

面神经
圆窗钩唇
面神经

磨除圆窗龛悬突骨质（圆窗钩唇）

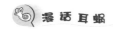

利用钻头连续冲洗磨除圆窗龛缘悬突骨质，进一步暴露圆窗膜，在圆窗的前下部分行耳蜗开窗以便后续植入电极。

6. 磨出植入体骨床

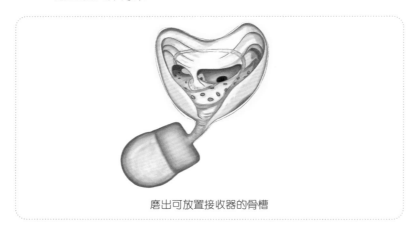

磨出可放置接收器的骨槽

在颅骨上磨出一骨槽，放置接收器。骨槽深度有一定的要求，以防止接收器移位，但同时应避免进行硬脑膜解压以防止颅内并发症。

7. 植入电极

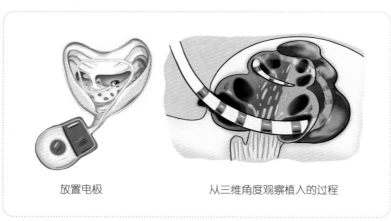

放置电极　　　　　　　　　从三维角度观察植入的过程

植入电极从暴露的圆窗龛缓慢平稳进入耳蜗。在这一过程中，为防止在耳蜗开窗后血和骨粉进入耳蜗，可使用透明质酸溶胶。一旦电极推进过程中遇到阻力，需将电极略退后，轻轻旋转以后再继续推进。

8. 电生理检测

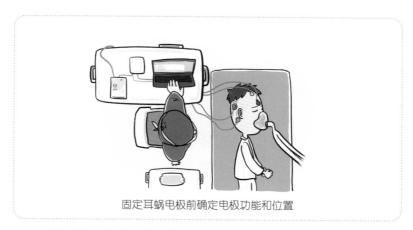

固定耳蜗电极前确定电极功能和位置

在固定耳蜗电极之前，进行电极阻抗、镫骨肌反射、神经反射测试了解电极功能是否正常、位置是否正确。

9. 固定电极，逐层缝合关闭切口

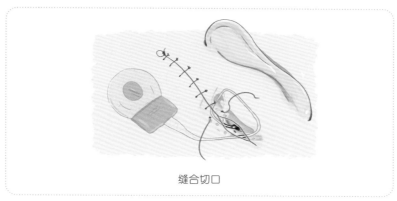

缝合切口

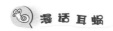

10. 手术结束，待伤口愈合后佩戴体外装置

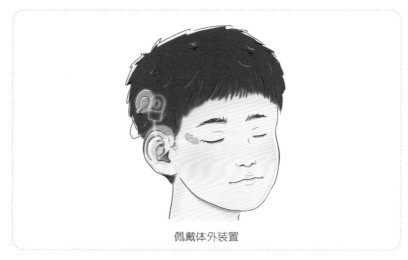

佩戴体外装置

　　最后要跟大家说明的是，人工耳蜗植入术作为一个成熟安全的外科微创手术，发生并发症的风险很低，最常见的问题为手术切口愈合不良和合并轻度感染。部分患者术后可能会出现眩晕、耳鸣、呕吐等表现，一般 1～3 天可自行恢复，术后 3～5 天即可出院。患者在术后应避免受凉感冒，尽量保持健侧卧位，避免剧烈运动导致电极脱落，术后 20～30 天复查进行开机调试，开始下一阶段的康复治疗。

（杨海弟　陈倬诣）

第四章

人工耳蜗：魔法钥匙的调试与掌控

"小耳蜗" 开始工作啦

医生你好，是不是人工耳蜗开机后，我家小孩就能听到声音了？

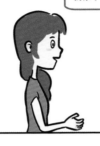

人工耳蜗刚开机时声音比较小。第一个月是患者的适应期，适应配戴人工耳蜗的习惯，和有声的世界。

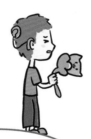
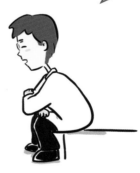

医生，孩子的人工耳蜗开机了但还是对声音没有反应啊，是不是听不见？

不给反应不等于听不见哦。

年龄不同的孩子听到声音的表现是不一样的，这就需要家长在生活中仔细分辨孩子的表情的细微变化。有的孩子听到声音的反应可能是眨眼睛，抬眉毛；有的孩子是抬头四处张望，寻找声音来源；有的孩子会因为突然听到声音而吓一跳。

记得：只要用检查板检测人工耳蜗处于正常工作状态，那么孩子就处于听得到声音的状态。

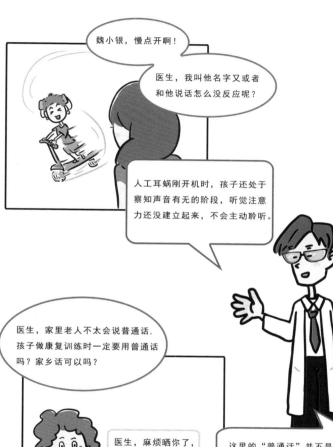

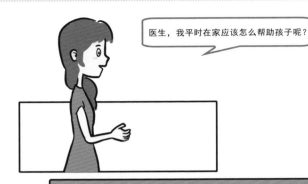

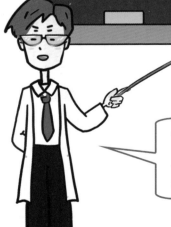

医生，我平时在家应该怎么帮助孩子呢？

家长需要这两个步骤：

1. 确保人工耳蜗是正常工作状态，避免因人工耳蜗故障而使孩子错过宝贵的听觉经验积累。

2. 选择适合孩子的康复模式，给孩子大量的语言输入训练，但刚开始训练时的语言不要过于复杂，可以巧妙利用"超语段"——孩子化的语气、好玩的语调，尽量简短有趣，一来增加孩子的听觉经验；二来增加孩子与父母的互动，让康复过程更加顺利。

孩子听到的每一种声音都是有意义的，比如环境中的各种声音，父母家人的言语声，让孩子多听多练习，康复效果更好。

听觉 - 言语康复训练，顾名思义，是指采用科学的方法和策略，帮助改善人工耳蜗植入患儿的听觉和言语能力。

　　植入人工耳蜗是改善双耳重度及以上感音神经性聋患儿听力的有效方式。而植入人工耳蜗后，患儿的语言发育还与以下 4 个条件有关：①大脑发育完善度；②干预后听力；③器官发育成熟度；④语言环境丰富程度。

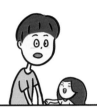

医生，做完人工耳蜗植入术以后要多久才能将人工耳蜗开机啊？

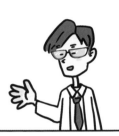

一般来说，顺利结束手术后一个月（3～5周）待切口完全愈合就可以将人工耳蜗开机。

在人工耳蜗开机之前，先确保公司售后人员已经清点好声音处理器等相关设备和附件。

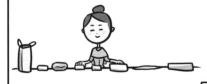

开机的时候需要带上声音处理器的全套组件。

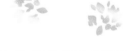

全套组件

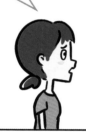

我看别的小孩在人工耳蜗开机调试时会哭，为什么我家孩子在人工耳蜗调试的整个过程中都没有反应？

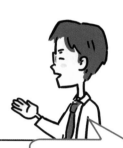

孩子因为年龄小，听声经验缺乏，语言表达和理解能力不足，难以像成人一样良好沟通，无法正确理解人工耳蜗的使用方法。

为了让孩子快速接受并愿意使用人工耳蜗，更快地习惯用耳聆听，开机时的参数一般设置得相对保守。

75% ~ 90%

参数设定范围

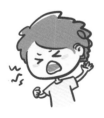

人工耳蜗开机时就出现强烈反应甚至拒绝配戴人工耳蜗耳蜗的小孩，可能是因为首次感知声音产生了不适应，待慢慢适应几小时就好。人工耳蜗开机后约2周，孩子就会适应生活中的各种声音，不会再次出现刚开机时的明显反应。

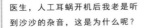

医生，人工耳蜗开机后我老是听到沙沙的杂音，这是为什么呢？

有可能是还没有适应好，需要调试一下参数。

体外的声音处理器将声音转换为一定编码形式的电信号

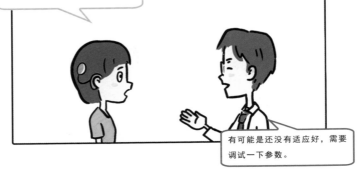

通过植入体内的电极系统刺激听神经重建听觉

人工耳蜗是一种电子装置，与人耳始终不一样，所以其声音与人耳听到的声音也是不一样的。即使是语后聋的患者，适应人工耳蜗的声音也需要一个过程，因此在植入人工耳蜗后需要进行多次调试才能达到最佳的聆听状态。

（？）人工耳蜗植入后开机是否意味着立即回归正常生活？

　　患者在植入人工耳蜗后，最激动人心的时刻当属耳蜗开机。人工耳蜗开机的目的在于将外界的声音通过声音处理器和植入体连接起来：以植入体的电极刺激耳蜗的神经，使患者能听到外界的声音。一般在术后患者头颅局部肿胀基本消退后就可以将人工耳蜗开机，开机时将声音处理器和植入体连接，随后选择言语处理策略、电极刺激模式及开通的电极数量，在保证患者安全可接受的刺激水平下，建立新的听觉 - 言语刺激模式。

　　面对首次开机的患者及家属时，需要了解一下患者的情况：是否有语言基础【语前聋还是语后聋，是否有配戴过助听器（单侧耳蜗的患者是否现在还有继续配戴，有无残余听力】，是否有特殊情况（术前有无拍过 MRI/CT 等检测）等。

　　首次调机：人工耳蜗植入者术后，手术切口完全愈合后，就可以戴上声音处理器进行首次调试。在测试软件创建新患者→填写基本信息→常规测试阻抗（阻抗测试结果是否异常：电极阻抗值过高提示可能存在断路、电极未与组织液或组织接触等；电极过低可能存在短路，此时应关闭阻抗值异常的电极。如果电极引起患者面部痉挛、疼痛等非听性反应，也应予关闭。）→首次客观测试方法：ART/NRT（神经反应遥测）是给予一定的电流刺激，记录听神经的电诱发复合动作电位，在较短时间内测定患者的动态听觉范围，观看潜伏期 150 ～ 300 ms 的波形是否良好。如患者不能配合测试，可参考上述流程进行调试。如能可以配合患者，行为测试仍然是最基本、最有效的测试技术——进入调试界面：通过患者的表达或者反应（设置输入上限：C/M值；输入下限：T/THR值）对人工耳蜗进行电极间响度平衡测试，以减少原始声音信号经人工耳蜗系统处理产生的失真，可根据响度不适阈的测试结果确定患者舒适阈，在响度不适阈下一定的动态范围内，尽可能地实现电极间响度平衡。

由于患者的电极阻抗、神经通路及听觉中枢对输入声音的感受可能随时间和经验的积累而变化，因此定期对程序进行调试，能够为患者提供舒适有效的听觉感受，第一次开机音量一般设置是默认值的75%～90%，无特殊情况其他参数可使用默认值；根据患者的情况调制4个程序，遵循调试的规律，即随着时间的推移，逐步增大刺激量。一般1～2周换1个程序，建议以患者的适应情况更换。

人工耳蜗开机完毕，家长和家属应关注的问题：①鼓励/引导患者坚持配戴；②刚开机可让患者在安静环境先适应；③培养患者的聆听意识，让其习惯并进行康复训练；④观察患者在各方面的表现，发现问题及时跟调机师联系；⑤建立对人工耳蜗的正确认识和适当的期望值；⑥做好保养；⑦预约下一次调机时间。

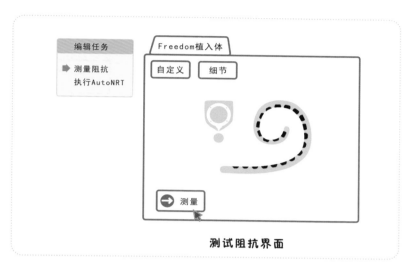

测试阻抗界面

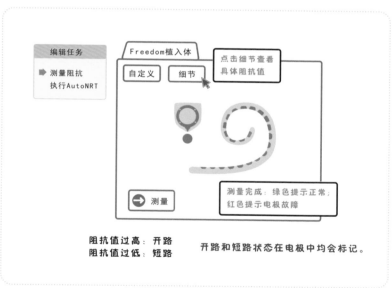

阻抗值过高：开路
阻抗值过低：短路

开路和短路状态在电极中均会标记。

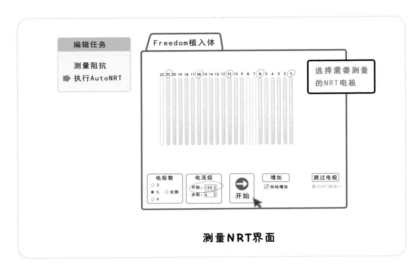

测量NRT界面

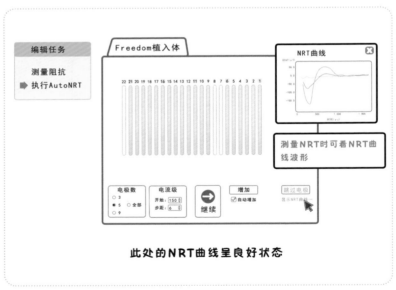

此处的NRT曲线呈良好状态

⑦ 人工耳蜗开机后如何养成聆听的好习惯？

一般，人工耳蜗植入并开机后，患者可以重新获得听见声音的能力。然而由于患者长期处于无声环境，不具备声音理解的基本能力，所以开机后，即使听到声音，患者也无法理解新声音。理解声音是一个复杂的学习过程。

首先，患者需要在开机后重新养成良好的聆听习惯。只有在开机后对不同的声音进行重新认识，才能提升患者的听觉、语言和言语技能。

其次，坚持配戴人工耳蜗也是获得更佳的聆听效果和听觉发育的前提。听觉发育实际上是大脑的发育，如果不坚持配戴，患者可能会面临大脑其他功能的发育延迟。

⑦ 学习聆听时有哪些注意事项？

1. 听见 ≠ 听懂，更不等于会说话。

2. 勿看口型或打手势（减少视觉、触觉等与人交流的习惯），多依赖单纯的听觉刺激。

3. 培养聆听习惯（增多一些有意义的声音，进一步强化大脑理解声音的能力，发展口语）。

⑦ 人工耳蜗开机后是不是就不再需要调机了？

人工耳蜗开机后患者只是重新获得了听到声音的能力，但不一定达到最佳的聆听条件和状态。而且人工耳蜗开机后听觉系统对电刺激存在一个逐渐适应的过程。此时，声音处理器的电刺激强度和相关参数必须经过合理的调整以适应个体的需要。该过程称为调机。

人工耳蜗植入术后，耳后的创伤需要一定的时间愈合，耳蜗内植入电极和生物环境则需要相对更长的时间趋于稳定。人工耳蜗开机后，随着患者的声音感知能力提高、聆听经验增加，以及口语理解需求增长，人工耳蜗调机师需要根据患者的个体情况对人工耳蜗的某些参数进行微调，从而使人工耳蜗最大限度发挥作用。

人工耳蜗的调机时间通常安排在开机后的 1 个月、3 个月、6 个月和 12 个月，而在开机 12 个月后可根据年度的随访情况对个体的具体调机时间做出相应调整。调机师会根据患者的适应情况调试设备，直至将参数调试到最佳，满足患者听觉和言语发育的需求。

定期对植入人工耳蜗的患者进行随访有助于及时发现其在言语聆听和口语发育的问题，以免影响康复效果。随访的目的在于明确人工耳蜗的电极是否功能正常，并了解患者距上次开机/调机后日常耳蜗使用的变化。调机师会在随访时根据患者的配合能力，选择专业的测试方法评估患者现阶段的听觉语言发育水平、聆听能力、人工耳蜗工作状态和实际的配戴效果。最后，调机师将根据患者的聆听水平和存在的问题，对其人工耳蜗系统的参数设置进行微调。

随访评估的主要内容包括以下几方面。①阻抗测试，有利于及时发现植入体通道电极的异常状态。② T 值测试，即患者产生听觉的最小电流刺激强度，T 值决定了人工耳蜗输入电流的下限。C/M 值，即患者感到聆听舒适的最大电流刺激强度，也称为最舒适响度级。可采用语言表达、指图等方式或行为观察进行评估。③实时聆听：主要观察患者在小声输入时是否反应，或在大声输入时是否存在不适、惊恐等情况。根据患者的实时聆听状况和主观描述，对 T 值和 C/M 值水平做出适当的调整，避免患者听不到或听不清特定频率和音素，影响康复效果。④程序：根据患者的情况给予 3 新 1 旧程序（保留一个原有听着舒适的程序）遵循调试的规律，即随着时间的推移，逐步增大刺激量。开机半年或一年，可给予 1 新 1 旧程序。

⑦ 调机的过程包括哪些内容？

1. 评估现阶段言语情况（大致判断现阶段的听觉语言发育水平）。

2. 检测人工耳蜗工作状态以及查看的配戴情况。

3. 根据目前存在的一些问题，调整人工耳蜗系统的参数设置，例如：言语处理策略。

4. 需要多次调试：①需要使用的过程；②人体的耳蜗微环境不稳定；③各种调试因素影响调试结果。

⑦ 孩子植入人工耳蜗后，家长最需要关注哪些问题？

1. 鼓励孩子坚持配戴人工耳蜗。

2. 人工耳蜗刚开机时应让孩子在安静的环境中使用（不应到闹市区和马路上：孩子会感觉耳内嘈杂、不舒服）。

3. 做好保养和调机。

4. 观察孩子的表现，多总结，发现问题及时解决（耐心，不要急躁）。

5. 建立对人工耳蜗的正确认识和适当的期望值。

人类的听觉发育是有最佳重塑期的。研究显示，人类听觉最佳重塑期是 3.5 岁前，部分孩子（不是所有孩子）的听觉重塑期可延续到 7 岁。大脑的听觉言语重塑性遵循随年龄递减的规律，如果用更科学的方法，高效地为孩子输入更多、更实用的语言，所以尽量缩小植入人工耳蜗的孩子与健听孩子的听力差距。积极参与听觉 - 言语康复（①康复学校：康复老师；②家庭：有学习过听觉言语康复知识的家长／监护人）能达到事半功倍的效果。患者植入人工耳蜗的年龄越小，大脑听觉、言语可塑性就越强，康复过程中孩子和家长也都会相对更轻松、经济压力更小。

语后聋的青少年和成人也是需要听觉 - 言语康复训练的。长期没有接受声音的刺激会使言语功能退化，视觉、触觉等功能变得更灵敏，随着听力损失的时间越长，这种变化越明显。这就是大脑功能的"用进废退"。

通过开机──聆听──调机──聆听──调机的过程，患者可以逐渐适应外界声音，获得更好的听觉效果，这有利于他们对言语的理解和言语发展。对于婴幼儿，他们需要接受丰富的、大量的有意义的听觉刺激，才能促使大脑在发育过程中建立对各种类型声刺激的概念和理解，渐渐地从无意识的发声到主动说出有意义的话语。语后聋成人的大脑已经具备必要的听觉 - 言语技能，他们在植入耳蜗后所需要的康复指导会相对轻松、高效。尽管如此，语后聋成人的康复和指导依然是最大化发挥人工耳蜗的作用的必要条件。成人的康复训练一般可通过家庭康复（自行读书、与人交谈、强化训练、进行自我纠正），和机构康复（条件允许可去康复机构，每周一课学习，回家反复演练）两种途径进行。

（黄夏茵　郑亿庆）

植入人工耳蜗后需要"国宝级"待遇吗?

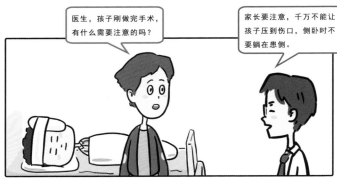

医生，孩子刚做完手术，有什么需要注意的吗？

家长要注意，千万不能让孩子压到伤口，侧卧时不要躺在患侧。

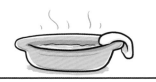

想要弄干净孩子头发的话，可以先用热毛巾擦一下，但千万不能碰到孩子的伤口。

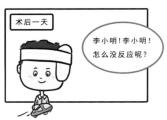

术后一天

李小明！李小明！怎么没反应呢？

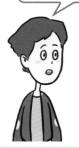

医生，为什么术后一天了，孩子对声音还是没反应？

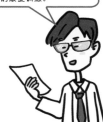

植入人工耳蜗并不代表孩子马上能听到声音，后续还需要将人工耳蜗开机并让孩子进行一系列的康复训练。

人工耳蜗植入术与其他的手术一样，在术后都需要患者、家属、医护团队三方形成家庭及医护共同参与式的照顾。

？ 人工耳蜗植入术后要躺着不动吗？

人工耳蜗植入术后，医生会对耳后伤口进行绷带加压包扎，所以患者要保持健侧卧位，当天尽量卧床休息，防止头部转动压迫到手术伤口，确保电极固定牢固。如想要起身活动，建议在医护团队的指导下进行。

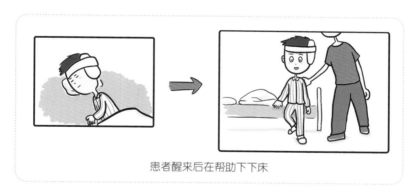

患者醒来后在帮助下下床

？ 人工耳蜗植入术后要怎么保护伤口呢？

耳后的伤口有可能会产生瘙痒感或伤口感染，因此，患者要特别注意对伤口位置的保护，产生瘙痒感时切忌挠抓伤口，以防对人工耳蜗植入的牢固性产生影响，导致电极脱落。家属及医护团队要随时查看伤口敷料有没有渗血或污染，一旦发现，需要立即更换敷料。

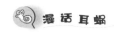

患者在术后 2 周内不能洗头发，只能用热毛巾轻轻擦拭伤口周围部位，洗澡时也要注意使用浴帽保护头部，避免沾水。

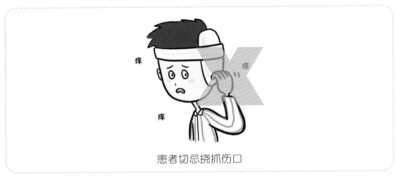

患者切忌挠抓伤口

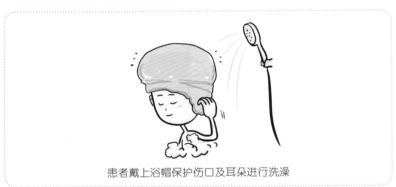

患者戴上浴帽保护伤口及耳朵进行洗澡

(?) 做完手术患者会觉得疼痛吗？

做完手术后家属需要留意患者的面部表情及对疼痛的反应，由于每个患者对疼痛的耐受程度不同，所以家属要尽可能地帮助患者分散注意力以减少痛感。

如果患者使用了弹力绷带包扎，家属可在医护团队指导下定时给患者提拉绷带，但要避免松动术区伤口周围的敷料。同时也要注意患者伤口周围的皮肤是否出现敷料压迫导致的水肿或伤口周围的敷料松紧度出现异常，如果有的话，家属要及时联系医护团队为患者重新进行加压包扎，避免引起患者疼痛和局部不适。

⑦ 作为家属，在术后我需要特别留意什么呢？

人工耳蜗植入术有一定的概率发生并发症，因此在术后，患者家属需要密切留意患者的情况，并在并发症出现后的第一时间通知医护团队。

1. 感染：术后伤口有感染的风险，家属需要密切留意患者的体温是否升高，以及患者的伤口是否出现红肿。

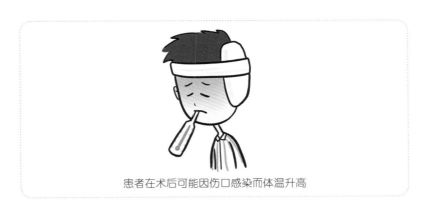

患者在术后可能因伤口感染而体温升高

2. 面神经损伤：患者家属在与患者进行互动时，可以留意患者在进行面部表情变化时是否出现面部不对称、眼睑闭合不全及口角歪斜等表现。

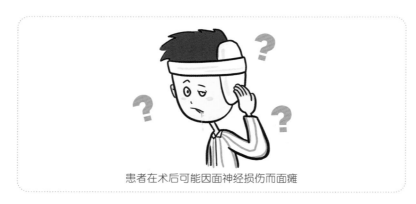

患者在术后可能因面神经损伤而面瘫

3.眩晕：人工耳蜗植入术后最为常见的并发症就是眩晕，当出现眩晕时，患者会出现不敢睁眼、视物旋转、卧床不起、恶心呕吐等症状。

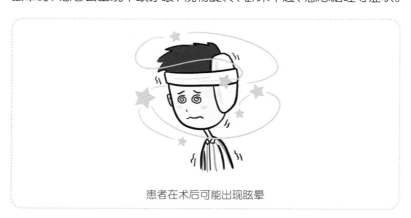

患者在术后可能出现眩晕

❓ **患者在术后能直接听到声音吗？要进行人工耳蜗的调试吗？**

要注意，植入人工耳蜗并不代表患者在术后马上就能听到声音并与家属进行沟通，而是需要进行人工耳蜗的开机调试和言语及语言康复训练。

在术后 20 ～ 30 天时患者要到医院联系医生进行开机调试，开机后的第 1 个月、第 3 个月、第 6 个月、第 12 个月都要进行一次调机，在这之后每年最少要进行一次定期随访。如果有特殊情况也可以联系医生随时调机，这样才能达到最佳的效果。

❓ 如何关注患者植入人工耳蜗后的心理健康？

大部分家属及患者都对人工耳蜗的术后疗效存在较大的期待，希望植入人工耳蜗后便能成为健康人。因此，在术前家属及患者需要对人工耳蜗植入术有正确的认知，降低焦虑程度和过高的心理期望；在术后，家属可以多与患者进行沟通，多对患者进行鼓励，提高其对后续康复训练的配合度。家属需要给予患者充分的照顾及关心，但注意不可过分关心，否则患者会认为自己植入了人工耳蜗后变得更加特殊，认为自己更与众不同，产生更自卑的心理。

（梁婉珊　高敏倩　杨海弟）

人工耳蜗的"长寿"秘诀

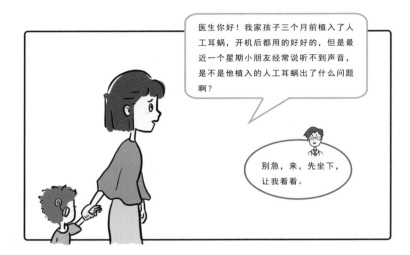

医生你好！我家孩子三个月前植入了人工耳蜗，开机后都用的好好的，但是最近一个星期小朋友经常说听不到声音，是不是他植入的人工耳蜗出了什么问题啊？

别急，来，先坐下，让我看看。

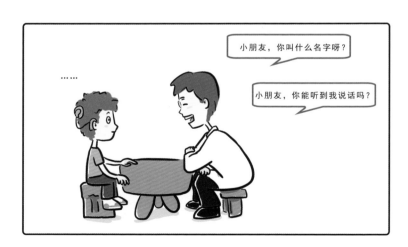

小朋友，你叫什么名字呀？

小朋友，你能听到我说话吗？

……

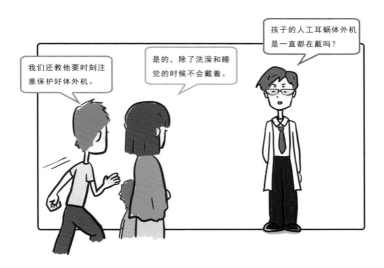

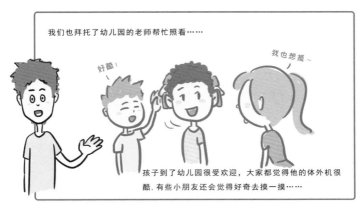

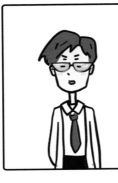

孩子平时玩耍的时候也会戴着吗？

是的。

上星期幼儿园进行足球比赛时孩子也戴着，但比赛时他不小心摔了一跤。撞到头了，还好体外机没什么事。

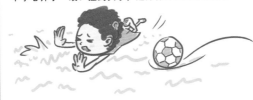

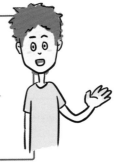

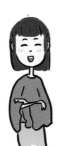

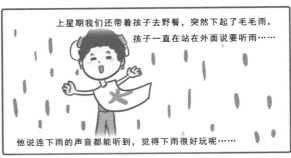

上星期我们还带着孩子去野餐，突然下起了毛毛雨，孩子一直在站在外面说要听雨……

他说连下雨的声音都能听到，觉得下雨很好玩呢……

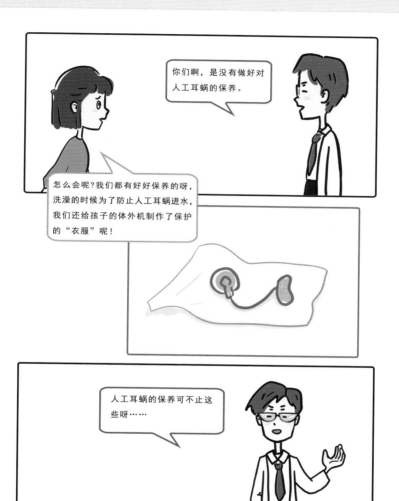

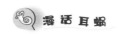

人工耳蜗就像眼镜一样，需要作定期的维护和日常的保养。然而，人工耳蜗作为一个高精密的电子设备，它的保养就更显得尤为重要。

⑦ 人工耳蜗应该怎么做日常清洁？

夏季每 5～15 天、冬季每 15～30 天使用清洁抹布、75% 浓度的酒精或酒精棉片对人工耳蜗的体外机进行一次清洁擦拭，要注意可能有污渍或汗渍残留的地方都要清洁，清洁时的动作一定要温柔，清洁后将体外机放入干燥盒内进行干燥。麦克风孔可以使用小刷子进行清洁，以防麦克风孔堵塞影响日常使用。定期更换干燥盒内的干燥剂，在睡前将体外机放入干燥盒内进行干燥。

人工耳蜗的导线也需要定期清洁，以免生锈，在插拔导线时要注意轻插轻拔，插入导线时需要注意方向。定期检查人工耳蜗的电池电量，不要过度充电，也不要等电量耗尽才去充电；避免电池被阳光直射；避免电池与其他金属物品共同存放。

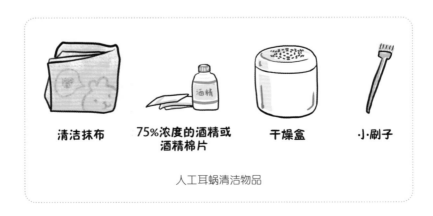

清洁抹布　　75%浓度的酒精或　　干燥盒　　小刷子
　　　　　　酒精棉片

人工耳蜗清洁物品

? 人工耳蜗怕水吗？

人工耳蜗作为一个高精密的电子设备，需要特别注意防水防潮。建议患者出门常备雨具，避免设备雨淋；在夏季常备纸巾或毛巾防止汗液沾湿设备；梅雨时节尽量减少非必要的户外活动防止设备受潮；如果设备不是全防水设备，那么在游泳或进行与水有关的活动时请不要佩戴任何外部部件。在洗澡、洗头的时候请取下体外设备而且在洗的时候不能用力摩擦伤口位置。

如果设备被淋湿或碰到水，请尽快对设备进行擦拭并将其放入干燥盒内干燥。夏季容易出汗的人群可每周对设备进行 1～2 次的清洁干燥。

? 人工耳蜗怕电吗？

在日常生活中，尤其是冬季的时候需要尤其注意静电问题，在穿脱毛衣时，触碰电子产品屏幕、地毯、塑料物件时要将体外机取下，或为自己的人工耳蜗体外机穿上"衣服"作为保护，但是需要注意"衣服"的材质，防止静电对设备造成影响。

如果必须进行与静电相关的实践课，建议取下体外机，避免大量静电进入体外机内破坏处理程序。如果自己或者别人要用手触摸体外机，最好先用手触碰桌面或其他不带有静电的物体表面，不要直接用手去摸。如果需要接触部分运行中的设备，如健身房脚踏车，最好先确认设备是否为接地状态，避免产生静电损坏体外机。

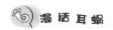

而强磁场同样也是需要注意的，由于 MRI 的成像原理是体外高频磁场作用，因此患者应避免进行 MRI 检查，如果必须进行 MRI 检查，需要提前与医生进行沟通，商量是否要通过手术将植入电极取出，有部分较先进的人工耳蜗可进行低强度 MRI 检查。但在进行其他手术或治疗时，也要与医生进行充分沟通，如果是手术，则要注意不能使用会导致编码紊乱的单极电凝；如果是医学治疗，要注意不能接受能够产生诱导电流的疗法，例如神经刺激疗法、离子放射治疗等。

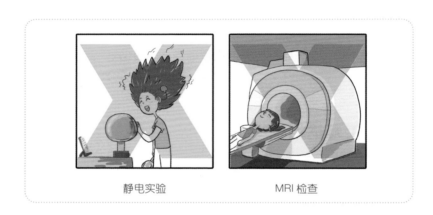

静电实验　　　　　　　　MRI 检查

⑦ 人工耳蜗怕被撞吗？

在进行各类活动的时候，患者一定要注意对头部和设备的保护，避免头部的剧烈运动或撞击、头部外伤、挤压术侧，防止内置部件移位。如果出现头部外伤的情况，需要立即就医，并向医生说明情况，防止继发感染影响人工耳蜗的使用。

如果患者要进行需要戴头套、眼罩、帽子进行活动时，要注意防止这些衣服压迫到体外机或植入体所在部位。建议患者在睡觉时使用松软的枕头，不要使用材质较硬的枕头以免压迫到植入体所在部位。

⑦ 戴着人工耳蜗出门旅游该怎么做呢？

如果患者需要外出旅行或出差，可以放心选择火车、汽车、轮船等交通工具。如果患者选择乘坐飞机，请随身携带人工耳蜗植入的标识卡和出院证明并与安检人员说明情况，以免安检门释放一定的磁场对体外机进行干扰，必要时可以将体外机关闭。

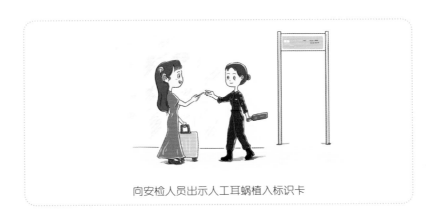

向安检人员出示人工耳蜗植入标识卡

⑦ 配戴人工耳蜗后如果再得耳科疾病会怎么样？

在生活中，植入人工耳蜗者要注意不要让耳朵进水或其他有可能导致中耳炎等耳科疾病的情况发生，如果出现感冒或中耳炎等症状需要尽快就医，防止病情迁延加重使植入体感染，导致最后需要取出植入体。

看到这里，你明白漫画中的孩子和家长做错了哪里了吗？用手直接触摸体外机、参加足球比赛不慎摔倒撞到头部、下毛毛雨时站在室外听雨，这些行为其实对人工耳蜗都是一种伤害。

以上是人工耳蜗日常的保养方法，如果您遇到的情况与上述不符或者保养过程中遇到了上面没有提到的方面，或是设备有所损坏，请立即联系医生或人工耳蜗公司的专业人员进行设备维修，必要时将设备邮寄回厂进行维修。

人工耳蜗将会伴随患者的一生，让患者能够聆听到这个世界上一切美妙的声音。因此，我们需要像对待朋友一样用心对待它，呵护它，定期对它进行维护和保养，这样才能使它更长寿。

（高敏倩　梁婉珊　杨海弟）

听觉-言语康复训练
——"小耳朵"成长的必经之路

医生你好，儿童学语关键期给孩子戴上人工耳蜗后他能听到声音了，是不是就不用进行康复训练了？

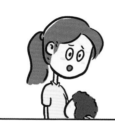

不是的，听到不等于听得清。孩子配戴人工耳蜗后家长一定要分辨出孩子是听得见还是听得清。如果孩子没有进行康复训练，可能会影响他的聆听效果。

医生，孩子配戴耳蜗后就能像正常孩子一样会说话了吗？

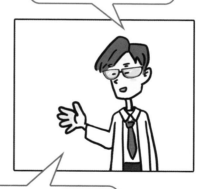

不是的。人工耳蜗是一种电子装置，不同于正常人耳，它需要患者长期、不断地熟悉和学习才能够逐渐听清、听懂声音。家长需要将期望值建立在适当程度，积极带孩子进行康复训练，让孩子保持正常的学习心态，以便获得最佳的听声效果。

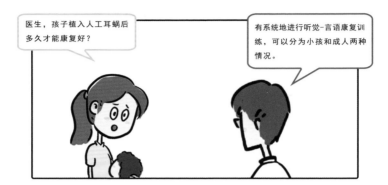

对于小朋友，康复机构和家庭康复两者结合，一般需要一年半左右的时间达到最好的康复效果，且此后需要定期进行评估和巩固。

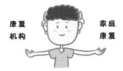

成人的情况相对而言较为复杂。成人需要采取自我矫治的方式，所以更需要有耐心、有信心。成人能够自己学习发音特点，坚持训练，康复效果也是不错的，但具体多久能康复好因人而异。

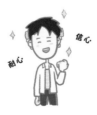

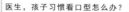

医生，孩子习惯看口型怎么办？

康复的目标就是为了使交流困难最小化和减轻困难带来的痛苦。

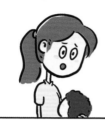

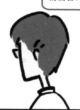

为避免孩子在康复时过度依赖口型而忽视了听，在康复前期需要给儿童建立良好的聆听习惯，尽量听觉优先。但儿童上学后除了聆听声音外，还会用一些综合的方式，比如看口型、表情、肢体等整体意思来判断。

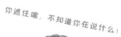

你遮住嘴，不知道你在说什么！

成人相比儿童情况较复杂，他们的主要目的是适应社会。所以对于成人来说非口语性交往技能也同样重要，比如通过唇读（唇形、口形），面部表情和身体姿势识别话语的内容，这种以视觉为主的看话技能，是能够协助听觉系统以优化语言交流效果的方法，对语音识别有很大帮助，特别是在噪音环境下。

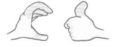

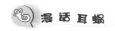

⑦ 幼龄宝宝配戴人工耳蜗后是否需要去康复训练？

当然需要，康复训练干预越早康复效果是越好，面对幼龄宝宝我们一般采用双模训练，康复中心与家庭康复相结合。其实幼龄宝宝的适应能力比较好，在康复中心进行训练可以减少其对父母的依赖还可以培养其独立生活的能力，同时因为周围环境因素的改变，孩子通过观察能够收集更多的信息，从而为言语和听觉康复做更多的积累。在家里，家长可以选择适合年龄段的玩具来刺激孩子的五感，让孩子寻找声源，刺激其听觉、视觉的能力。家长也可以利用孩子熟悉且有意义的、不同频率的声音引导孩子对声音的有无做出相应的判断，并让孩子通过玩玩具进行自我表达和他人互动，增强表达的能力。

1. 坚持原则：早期主要做声音输入 / 语言输入，不管孩子是否理会，家长还是要坚持刺激 / 坚持说，孩子肯定不会立即对声音作出反应或者一问一答的配合，但家长要抓住输入声音 / 语言的机会。

2. 兴趣原则：通过玩孩子感兴趣的玩具和物品，增加声音 / 言语被孩子注意到的概率。

3. 先说后做的原则：家长最好先重复说 2～3 次要做的事情后，再同时给予相应的言语和行为，通过这种先用言语刺激孩子的听觉然后再结合听觉与视觉的方式帮助孩子更好地理解话语。

⑦ 影响康复效果的因素有哪些？

1. 年龄因素：越早干预，对儿童的言语、语言发展的负面影响越小。

2. 听能管理的质量：听力补偿（重建）效果越好，持续配戴助听设备的时间越长，言语语言发展效果越好。

3. 儿童自身因素：孩子的健康状况和学习能力也会影响言语发展的优势。

4. 老师的康复技巧：选择言语训练的及时性、科学性和系统性的水平也是至关重要。

5. 家庭因素：家长参与度，还有家庭的学习环境都对儿童康复发展有重大的影响。

⑦ 有语言基础的成人配戴人工耳蜗后需要进行康复训练吗？

听见声音和理解语言完全是两个概念，听见声音只是听到了有没有声音，理解是需要大脑的听觉语言皮层来参与。所以配戴人工耳蜗后是需要康复训练的。

成人配戴人工耳蜗后，首先要树立使用人工耳蜗聆听的信心。同时，家人的支持和鼓励也非常重要，听不到和听不清带来的不耐烦、急躁的表现也是需要家人及时安抚的。成人耳聋后存在听觉 - 言语通路阻碍，长时间得不到听觉刺激，会影响语言发育过程，让患者在正常交流中不能获得持续、清晰、准确的听觉信息反馈，导致听觉与言

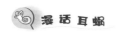

语能力出现退化，从而影响个人认知和社会交往质量。成人刚配戴人工耳蜗，需要重建听力经验，对有声语言的感知水平和言语发声能力需要在循序渐进且有效的听觉训练和言语康复训练中才能提升。

⑦ 成人康复的其他影响因素有什么？

1. 康复对象自身的意愿：期望值一般或者期望值过高会都对康复有影响。

2. 自身的基础能力：听觉剥夺时长、耳聋的类型和病因等。

3. 康复家人和亲友的意愿：听障成人的康复给家人带来额外负担，他们的态度极大影响患者的康复成效。

⑦ 林氏六音重要吗？

林氏六音是通过最简单的音位，覆盖最广的声音频率范围，从低频到高频排列的顺序：（低频）/m/、/u/，（中频）/a/,（中高频）/i/，（高频）/sh/、/s/。林氏六音能够快速有效地检查出测试者能否察觉到言语频率范围内的声音、是否能够察觉和辨识这六种声音、是否出现听力波动和人工耳蜗设备是否出现异常，以及倾听习惯的建立。

给患者在家做六音测试时可选择其配戴人工耳蜗的一侧进行测试以正常音量即可，测试距离可逐渐增加，由0.5 m增至3 m。六音察知可用玩具听放模式。六音辨识可做听复述模式和听指认模式，要注意在发音时不要给予患者视觉或触觉线索，遮口后，发音完手勿立刻放下，有条件的情况下最好早晚做一次，这是一个聆听经验的积累，是非常重要的。再结合生活中一些玩具（小鼓、三角铁、15 音铝板琴、塑料沙球……）和日常大自然的声音（滴水声、小鸟叫、汽车声、小狗叫……），观察测试后可以记录并如实地反馈给调机师，调机师会根据反馈信息有针对性地、更细致地去调试人工耳蜗。

⑦ 听力图 / 言语香蕉图怎么看？

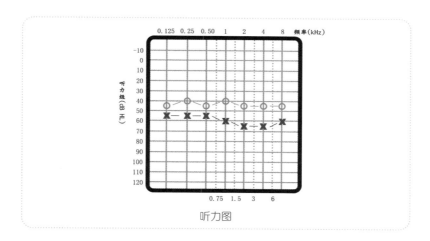

听力图

听力图是一个四四方方的表格，横坐标是频率，纵坐标是听到声音的强度，单位是分贝。在左右耳记录的方式是不一样的，左侧是用蓝色的线、右侧是用红色的线分别记录，左侧听到声音后记录的方式用的是"×"来表示，右侧听到声音后记录的方式用"○"来表示。从表格上可以通过它来看到不同的听力程度，也可以更了解不同频率听到声音的情况。

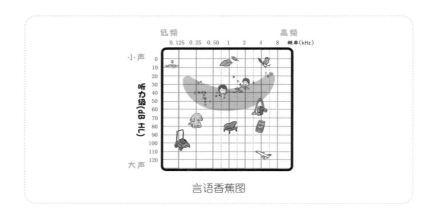

言语香蕉图

言语香蕉图：可以观察在声场环境里面配戴人工耳蜗进行测听检查所听到的各个频率的声音是否与上图如香蕉形状的阴影部分区域重叠。如果各个频段听到的声音大小都在图中灰色的香蕉图里面，说明目前的人工耳蜗配戴后助听状态是非常适合的，日常生活里面大多的声音是能听见、听清楚的。

测试言语香蕉图的目的是让调机师把配戴人工耳蜗的患者助听后的助听听阈尽可能调到这个言语香蕉图里面，一个较好的听阈范围大概在 30 ～ 40 dB HL。

简单了解测试者的听力损伤程度和配戴人工耳蜗助听后的补偿程度，调机前可以先做一下听力测试和评估，通过听力图和言语香蕉图可以更明确地判断患者配戴人工耳蜗后是否听得好。

（黄夏茵　何淑敏　郑亿庆）

跨越"听"界：成人与儿童听觉－言语康复训练全攻略

成人听觉－言语康复训练全攻略

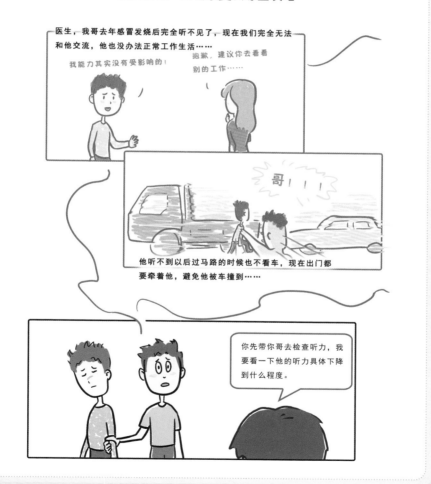

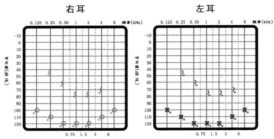

纯音听阈测定

右耳气导无反应
右耳骨导无反应
左耳气导无反应
左耳骨导无反应

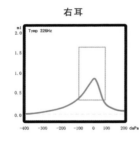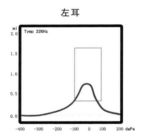

鼓室图

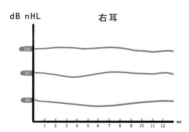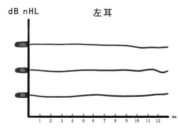

听性脑干反应

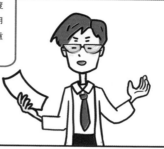

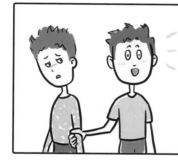

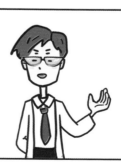

"人工耳蜗不是只有小孩子能植入吗？""大人不是只能配助听器吗？"很多人都会有这个疑问，其实不是的，大部分成人语后聋患者多选择配戴助听器，但是部分重度、极重度感音神经性聋患者即便是使用最先进的助听器也无法满足助听效果，这类患者最佳的选择是植入人工耳蜗。人工耳蜗作为一种仿生物医学装置，可以帮助语后聋患者恢复或获得部分听力，提高其生活质量。

在临床上，根据患者耳聋发生前的言语状况将耳聋患者分为语前聋和语后聋两类。语后聋患者听力损失前听觉中枢已经发育完善，常见的病因包括噪声、年龄相关性、药物性、遗传性、炎症、外伤、突发性耳聋等。像上文中的患者就是炎症感染后出现的语后聋，并且根据相关文献证明，听觉剥夺时间越长，康复时间越长，效果相对会越差，所以植入人工耳蜗宜早不宜迟。

⑦ 植入人工耳蜗之后就可以和人正常交流了吗？

很多人认为只要植入了人工耳蜗，人工耳蜗开机之后患者就能与正常人一样进行正常的生活，认为人工耳蜗开机后就能听清楚所有声音，可以与人畅通无阻地交流。实际上人工耳蜗的信号是一种电信号，与常人听到的声音是有一定区别的。成年的人工耳蜗植入者以过去的听觉经验并不能马上适应这种电信号，可能会听不懂别人说话，因此需要进行一段时间的康复训练。但原先的听觉经验和言语经验有助于整合两种不同的声音信号，所以成年的人工耳蜗植入者通过训练可以更快地适应人工耳蜗的电子信号，促使听力康复并提升日常交流能力。

成人行人工耳蜗植入术后的康复具有高度灵活性，听力康复主要经历对大声和正常语声、小声和微小声、噪声下言语声和电子声适应性训练等。言语康复即为言语感知，康复也遵循由易到难的过程，即从最基本的分辨感知，逐步提升到难度较大的识别任务，最后过渡到理解任务、提高日常生活和复杂环境下的交谈能力。

⑦ 成人行人工耳蜗植入术后康复训练需要经历四个阶段

这四个阶段需要患者与康复老师、家人共同完成。

1.康复初期主要是对环境声效进行熟悉，对大声和正常语声进行辨识训练。

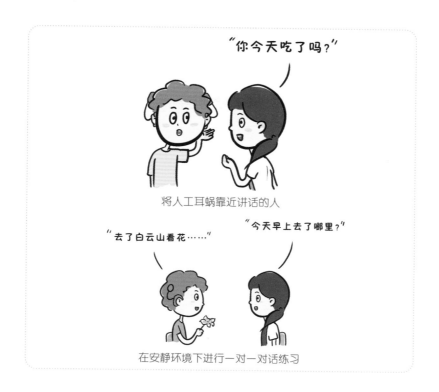

将人工耳蜗靠近讲话的人

在安静环境下进行一对一对话练习

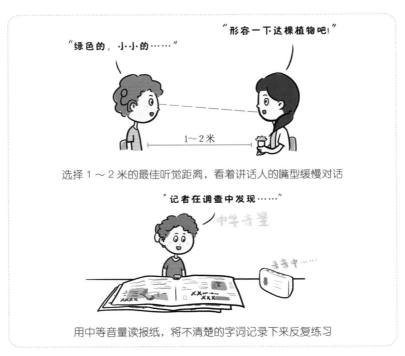

选择 1～2 米的最佳听觉距离，看着讲话人的嘴型缓慢对话

用中等音量读报纸，将不清楚的字词记录下来反复练习

2. 安静环境下能成功与讲话者进行一对一大声和正常语声交流后，可以开始侧重训练小声和微小声识别，即康复的第二阶段——小声辨识阶段。

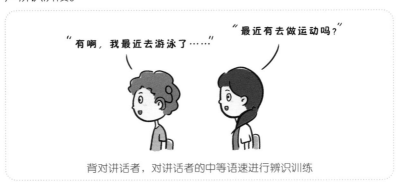

背对讲话者，对讲话者的中等语速进行辨识训练

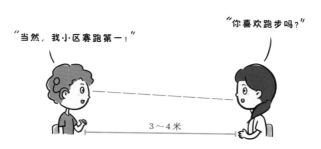

选择 3 ～ 4 米的最佳听觉距离, 看着讲话者的嘴型缓慢对话

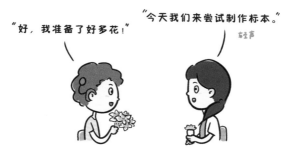

在安静环境下, 对讲话者的轻声和微小声进行识别

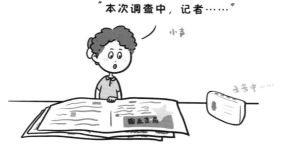

小声读报纸, 将不清楚的字词记录下来反复练习

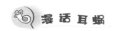

3. 安静环境下能与讲话者成功进行一对一小声和微小声的辨识和交流后，可以侧重训练噪声下言语识别，即康复的第三阶段——噪声下言语声识别阶段。

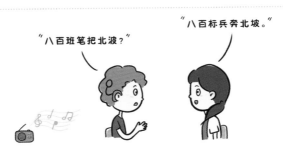

选择用手机或音响播放音乐、歌曲等，在背景声中识别字词和短句

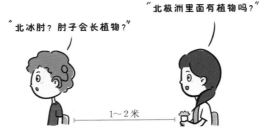

选择 1～2 米的最佳听觉距离，背对着讲话人聆听中等音量的语句

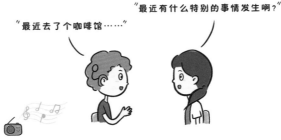

播放背景声，可从小声到中等音量，与讲话者进行对话练习

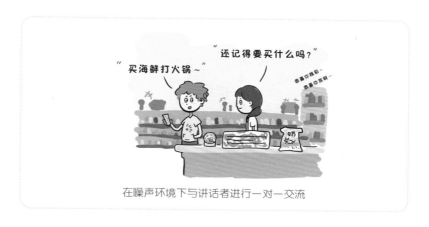

在噪声环境下与讲话者进行一对一交流

4. 噪声环境下能与讲话者成功进行一对一言语交流后，进行康复的第四阶段——电子声言语声识别阶段。

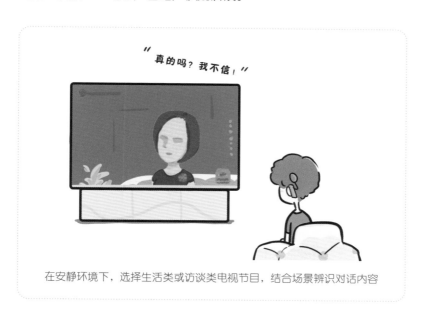

在安静环境下，选择生活类或访谈类电视节目，结合场景辨识对话内容

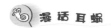

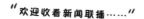
"欢迎收看新闻联播……"

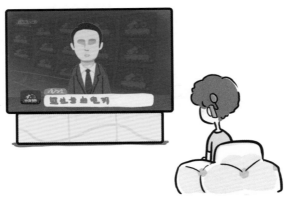

熟悉电子声后，可选择新闻、语言类电视节目，进行辨识训练

"我原本以为只有我这模样的
能叛变，没想到啊，你这浓
眉大眼的家伙，也叛变了！

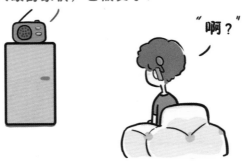

"啊？"

收听相声、小说等语言类电台，进行"盲"听训练

除了需要按照以上四个阶段坚持进行锻炼之外，人工耳蜗植入者需要坚持配戴人工耳蜗，习惯人工耳蜗，多与人进行交流，主动与他人沟通、练习，主动到康复机构进行康复训练。同时家人、朋友也都需要给予人工耳蜗植入者鼓励，使用正常音量与之交流，并注意观察其康复情况，及时反馈给康复老师。

儿童听觉 - 言语康复训练全攻略

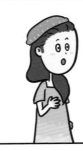

医生，孩子配戴人工耳蜗后能在家进行康复训练吗？

可以的，日常生活中的一切都是教学资源，只要家长擅长发现和运用。家长可以在游戏和玩具中，根据孩子目前的能力开发适合的玩法，让孩子从中获得游戏的参与感和获得知识的快乐感。

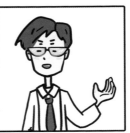

比如：听觉记忆（用玩具切切乐的游戏）可加入单条件、双条件、三条件或者先后顺序等，"把苹果切好后切西瓜"……

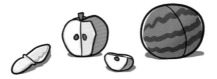

儿童行人工耳蜗植入者同样需要大量的听觉 - 言语康复训练，因为听觉 - 言语康复训练是人工耳蜗植入恢复过程的一个重要部分。只有通过听觉 - 言语康复训练，儿童才能从人工耳蜗植入中获得最大的益处。在儿童康复过程中，家长是至关重要的角色，需要接受培训并参与其中。

⑦ 人工耳蜗开机后家长该怎么给孩子在家进行训练？

家长要明确孩子的听觉年龄。

听觉年龄是指有听觉经验的年龄，通常被定义为第一次使用助听器或植入人工耳蜗调试后的时间，它是指孩子明确具有听觉感知的时间。植入人工耳蜗术后 20 ~ 30 天会开机，孩子将第一次接收到听觉信号。因此，听觉年龄应该从第一次调机开始计算，或在手术时间的基础上减去一个月时间。例如孩子的听觉年龄只有半个月，相当于孩子听到清晰声音的时间只有半个月，这时候要求孩子模仿发音，对孩子来说是无法完成的事情。此时孩子未能表现出与家长期盼的目标，家长的情绪就会变得急躁，不稳定的情绪环境更不利于家庭康复的进行。家长用听觉年龄来指导家庭康复，仔细观察可能会发现孩子听到声音偶尔会扭头寻找，自己咿呀发音逐渐增多等优点，家长心态柔和，更有利于孩子的听力恢复。具体步骤包括以下 7 点。

1. 察觉声音：引导孩子听经常出现的环境声，如流水声、门铃声等，并记录下孩子对不同声音的反应。目的是告诉孩子，周围有很多声音，要自己学会辨识。

2.聆听提示：示范给孩子看，听到声音指指自己的耳朵，并且可以夸张地说："我听到了！"目的是让孩子产生对声音的反应，可表现为：停止动作、微笑或眼神移动等。

3.选择声音：前期尽量避免使用电子产品，电子噪声比较大，干扰孩子听声音的品质，可用自己的声音引导孩子对声音的注意，语速尽可放慢，让其尽可能地从中提高认知能力；尽量引导说话：鼓励孩子自主表达，不需要过于精细，能采用日常用语与他人进行互动模式交流即可。

家长与孩子沟通时尽量以陈述句为主。经常有家长跟人工耳蜗刚开机的孩子提问，"哪个是苹果？"，对家长看似简单的问题对孩子来说却是很难的问题，因为他当下还不认识"苹果"这一水果，所以孩子是无法做出回答，更无法做出反应。这时候家长可以把疑问句改成陈述句"宝贝，这是苹果，苹果是一种水果，它是圆圆的红红的……"，这样既给孩子灌输了"苹果"这个名词，还在介绍苹果的过程中加入了很多新词汇。这些对孩子词汇量的累积都是有帮助的。

4.刺激声音：多给孩子唱儿歌，儿歌的旋律高低起伏，歌词易懂简单，重复性句子较多，孩子学习起来兴趣比较大，可以增加孩子与

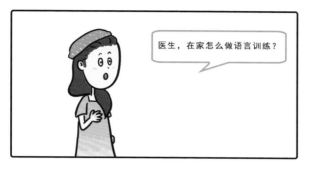

医生，在家怎么做语言训练？

首先，保证助听效果是最适合的，在训练过程中要夸张且放慢语速。日常生活中让孩子多积累一些有声词汇，利用图片、实物、多感官帮助孩子进行归纳总结形成抽象概念。

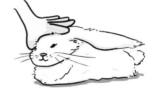

可多描述少提问、扩展句长、通过一问一答的方式加深孩子的语言沟通与表达能力。坚持反复练习，孩子的语言能力才能得到提高。

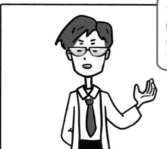

家长的互动性和共情性。需要注意的是，家长给孩子唱歌时尽可能真人哼唱，不要依赖手机音响。真人哼唱可以根据孩子对歌曲的喜爱程度调整唱歌的速度旋律，还可以因为孩子喜欢歌曲中某一句或某一段旋律反复哼唱，这些优势都是电子设备无法完成的。

5. 提升专注力：减少周围能让孩子分心的东西，减少外界对其的干扰，在他学习时尽量不要打断，为其提供一个良好的学习环境。给孩子合理安排训练时间和休息玩耍的时间，奖赏分明，能促进其专注力积极发展条件之一。日常生活中的一切都是教学资源，只要善于发现和运用，孩子就会有游戏的参与感和获得知识的快乐感。

6. 重视词汇量的累积：学习语言是一个积累的过程，词汇量是学好一门语言的基础，它关系着表达、理解等方方面面。中文的表达方

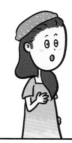

医生，孩子配戴人工耳蜗后听得很好，但就是不开口说话？

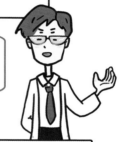

听障儿童和健听儿童在语言发展的顺序上是相同的，都要经历单词句-电报句-简单句-复杂句的阶段。

单词句	我……吃……	**电报句**	我想……睡觉……
简单句	我要吃！	**复杂句**	我想躺在床上睡觉！

学习语言是一个积累的过程，听障儿童学习语言，理解了语言才能表达出来。

孩子刚开始学说话时，家长应该多和孩子互动，说话语速慢一些，尽可能提高孩子的认知能力；创造合适环境，统一语言种类，让孩子快速进入语言环境；引导孩子说话，鼓励孩子自主表达，不要照顾得太精细。

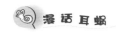

式千变万化，要想孩子以后能够自如和他人交流，丰富的词汇量是必不可少的。

但是词汇的积累不是一蹴而就的，它需要一个过程的，建议从人工耳蜗刚开机时，家长就给孩子有意识地进行词汇累积，首先可以从生活中跟孩子密切相关的词汇开始灌输，家长给孩子积累词汇量的意识越强，孩子学习词汇的速度就会越快，可见，家长的教育意识对孩子的影响是很大的。

例如，孩子每天都需要用到水杯喝水，每次喝水的时候就告诉他"水杯"的一切，如外形、用途、颜色等，通过情景里反复多次的灌输，孩子很快就能掌握"水杯"及与"水杯"相关的词汇。

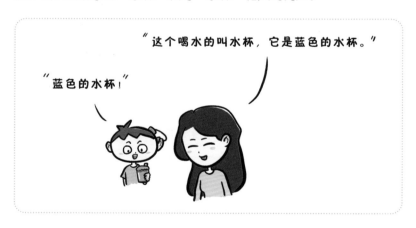

7. 了解孩子的心理需求：陪伴、探索、确定自己的重要性。孩子发脾气也是对周边事物感知能力的一种成长表现，接纳孩子的情绪。孩子发脾气，其实是因为他对语言的生理需求在很多时候得不到满足。

所以家长要学会安抚孩子并辅助孩子改善不良习性，让孩子意识到错误行为并改善。

父母营造的家庭语言环境与孩子听觉－言语发育结果密切相关，孩子康复的目标不仅仅是词汇量，更是要触及听觉能力、沟通能力、表达能力、学习能力这些深层次的东西。只有这些能力提高，孩子才算真正的"康复"。

（何淑敏　高敏情　杨海弟　黄夏茵）

附录 1

人工耳蜗的"采访"现场

附录1 人工耳蜗的"采访"现场

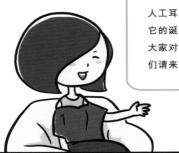

人工耳蜗是一个重建听力的助听设备，它的诞生让很多人重回有声世界，但是大家对人工耳蜗多是一知半解，就此我们请来人工耳蜗为我们解答疑问。

大家好！

我是超级无敌可爱的、花见花开的、声波经过我都要留下来的人工耳蜗！

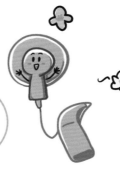

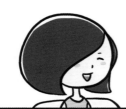

人工耳蜗你好，有一个问题大家都很关心，就是植入人工耳蜗的手术是不是入颅手术呢？

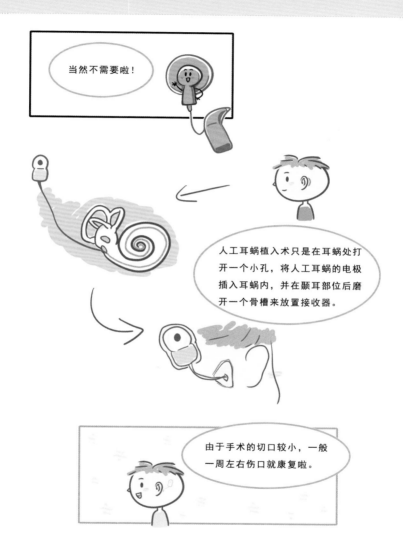

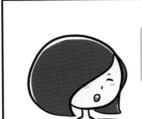

我们都知道你和助听器都可以帮助听力障碍者改善听力，那么你们之间有区别吗？

当然有啦，我和助听器虽然是兄弟，但是我们在技术和功能上还是有所不同的。

我特意请来了助听器兄弟和我一起来一起为大家展现一下。

大家好，我是助听器。

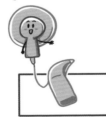

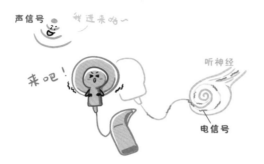

我们人工耳蜗接受声信号后会将其转化为电信号，电信号刺激分布于内耳附近的听神经使患者产生听觉。适用于听力损失程度达到重度或极重度的人群，但前提是他们的听神经必须是完好的。

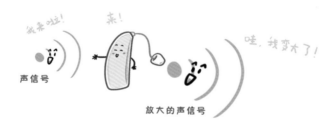

助听器兄弟则通过接收声信号并对其进行加大增强，从而补偿患者受损的听力，但他的能力受内耳病损程度影响，故而对于听力损失达到重度或极重度的患者效果不佳。

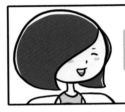

那是不是植入人工耳蜗就能康复了呢？

并不是，植入人工耳蜗以后，患者还是要去学习和适应有声世界的。这可以分为"语前聋"和"语后聋"的情况。

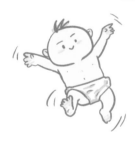

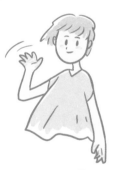

语前聋

· 未学会语言前就已经丧失听力
· 植入人工耳蜗后还须学习声音
· 并且要不断调试人工耳蜗，达到最适合的电刺激量

语后聋

· 已经掌握语言
· 曾经能听到声音
· 人工耳蜗的声音与正常声音有一定差别，需要重新适应，不断调整人工耳蜗的电刺激量

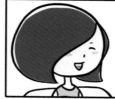

那植入人工耳蜗之后还需要定期回医院复查吗？

需要。做了人工耳蜗植入术后还需要定期复查。

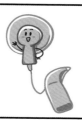

电刺激量up

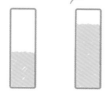

刚开机　　适应刺激后

人工耳蜗植入后需要开机，刚开机时的电刺激量相对较低，方便患者适应，待患者适应后需逐步调大电刺激量。因此，在人工耳蜗开机后的第1个月、第3个月、第6个月、第12个月进行调机，特殊情况随时调机。随着患者适应的进度，待听力稳定后适当延长调试间隔，最终每年调机一次，定期随访。

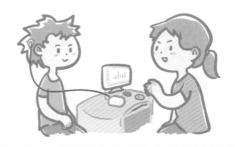

调试人工耳蜗需要由专业人员进行，调机师会根据不同患者的情况确定下次的调机时间，一般开机后的第1个月、第3个月、第6个月、第12个月需要调机，特殊情况随时调试间隔，最终每年调机一次。

声音好像时大时小？

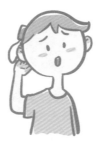

人工耳蜗开机一年后，每年最少调机一次，定期随访。如有问题需及时处理，并根据自身情况而复查。

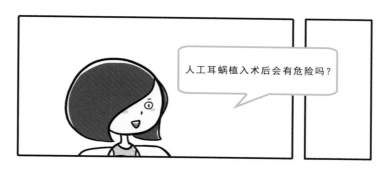

人工耳蜗植入术后会有危险吗？

会存在一定的风险。人工耳蜗植入术对内耳是一种有创手术，人工耳蜗的使用因患者不同而存在一定的差异，且人工耳蜗的花费昂贵及人工耳蜗植入后需要长期维护和康复等，因此人工耳蜗植入术前要进行充分的评估。

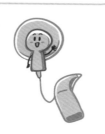

人工耳蜗的使用

人工耳蜗的花费

长期维护和康复

需 要

术前评估

助听器使用情况评估

医学评估

术前评估

语言能力评估

心理评估

听力学评估

术前评估应包括医学评估、听力学评估、助听器使用情况评估、语言能力评估、心理评估。

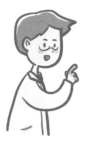
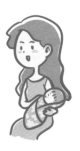

医生可以对患者和其家属进行有关知识的介绍，指导他们正确认识人工耳蜗，建立恰当的期望值。

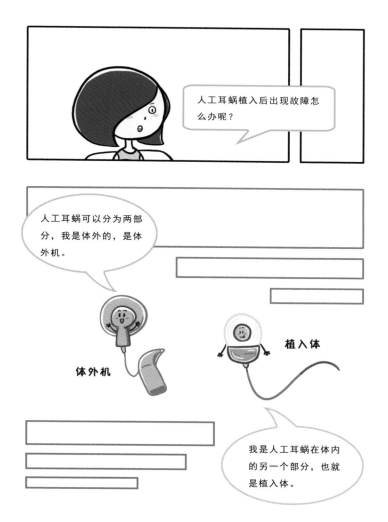

如果是我出了故障，那么修复我的身体、替换程序就可以了。

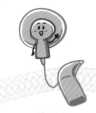

体外机

如果是我发生了故障，就需要通过手术把我从患者的体内取出进行更换，手术沿原来的路径进行即可。

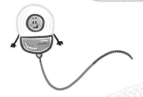

植入体

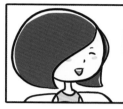

这么看来，人工耳蜗会很贵吧？

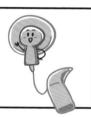

是的，除了我本身的费用，还有后面的手术和康复费用需要。这是一笔很大的支出，三者缺一不可，总费用在二十万元左右。

人工耳蜗自身费用 受研发成本和生产难度及技术含量影响，人工耳蜗自身成本较高，国产的价格一般在十万元以内，国外的价格一般是十几万元至二十几元万。

手术费用 植入人工耳蜗的手术过程受个体差异影响，要精准调节匹配耳蜗的参数配置调整和工作状态，手术约1~2万元，可以到定点医院进行，医疗保险能报销部分费用。
注意：部分地区暂未纳入医疗保险报销政策，需自费。

康复费用 对人工耳蜗使用技巧和语言训练的学习非常重要，这是一个长期的过程，也是一笔较大的费用。

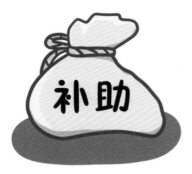

目前国家对不同地区、不同年龄层的听障患者有不同的补助政策，有需要的患者可先了解相关政策再进行手术。

中国残疾人联合会、医疗保险及一些基金会能够提供一定资金和康复训练的援助，部分省份还有免费人工耳蜗援助项目，但帮助的群体主要是未成年人。

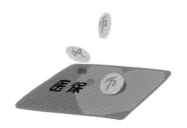

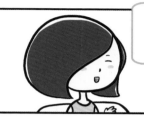

那人工耳蜗植入术后，孩子听到的声音和我们健康耳朵听到的声音一样吗？

不一样。我们会将外界声音转化为神经电信号，并将电信号传递到听神经，形成大脑的声音，但这一过程中不能像健康耳那样完美。

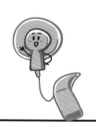

耳蜗

人类的耳蜗是非常精细的结构，可以感受丰富的声音频率。

人工耳蜗的采样频率和刺激性率无法与正常耳一模一样，所以患者听到的声音可能会类似机器人说话。但随科技的进步，人工耳蜗的技术让声音越来越接近正常耳。

植入人工耳蜗电极

漫话耳蜗

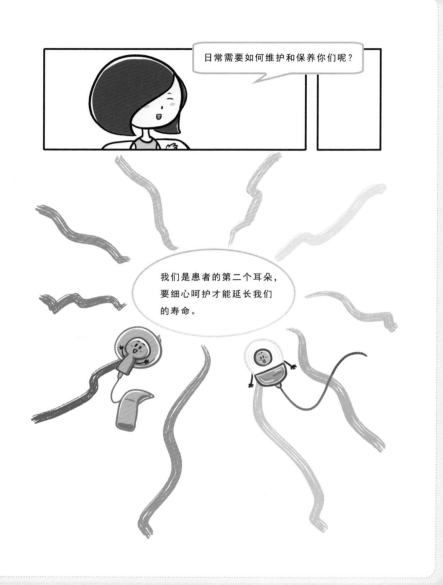

196

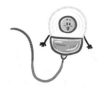

日常生活中应尽量避免头部受猛烈撞击和挤压，避免我们植入体移位或损坏。

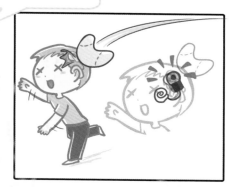

我们体外机是保养和维护的主要对象，要注意旁边这4点。

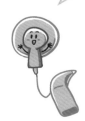

· 保持清洁

· 防潮

· 防摔

· 防高温

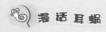

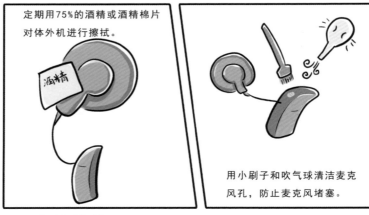

定期用75%的酒精或酒精棉片对体外机进行擦拭。

用小刷子和吹气球清洁麦克风孔，防止麦克风堵塞。

* 保持清洁

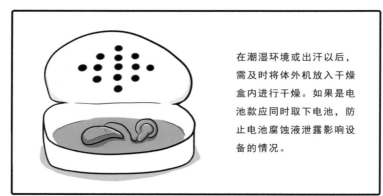

在潮湿环境或出汗以后，需及时将体外机放入干燥盒内进行干燥。如果是电池款应同时取下电池，防止电池腐蚀液泄露影响设备的情况。

* 防潮

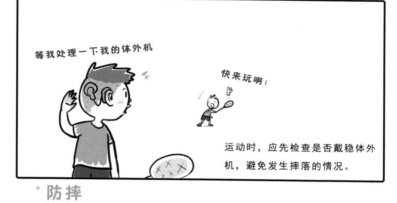

等我处理一下我的体外机

快来玩啊!

运动时,应先检查是否戴稳体外机,避免发生摔落的情况。

* 防摔

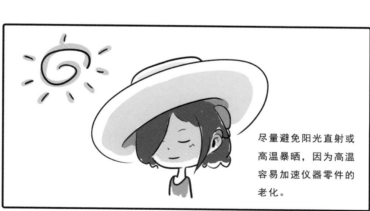

尽量避免阳光直射或高温暴晒,因为高温容易加速仪器零件的老化。

* 防高温

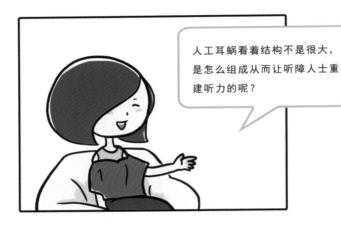

人工耳蜗看着结构不是很大，是怎么组成从而让听障人士重建听力的呢？

我们由非常精密小巧的结构共同组成。

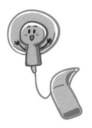

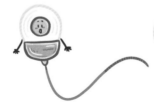

是的，少了我们任何一个，患者都无法听到声音。

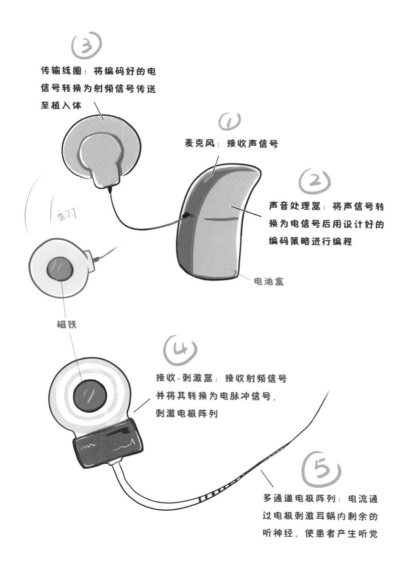

③ 传输线圈：将编码好的电信号转换为射频信号传送至植入体

① 麦克风：接收声信号

② 声音处理器：将声信号转换为电信号后用设计好的编码策略进行编程

电池盒

磁铁

④ 接收-刺激器：接收射频信号并将其转换为电脉冲信号，刺激电极阵列

⑤ 多通道电极阵列：电流通过电极刺激耳蜗内剩余的听神经，使患者产生听觉

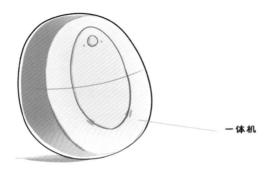

一体机

上面这个一体机，也属于我们体外机，它将电池盒省去，将麦克风、声音处理器和传输线圈组成一体，减少了对耳廓的压力，也减少了衣服摩擦声等不利因素，但价格也会相应更高一些。

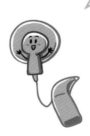

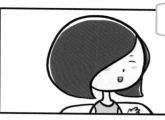

人工耳蜗适合哪些人群使用呢？

语前聋和语后聋患者均可以选择通过人工耳蜗重建听力。

双耳重度或极重度感音神经性听力损失，且配戴助听器3~6个月效果不佳。

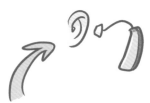

对语前聋患者的要求

建议年龄在12个月~6岁，6岁以上儿童或青少年有听觉言语康复训练史；有听觉言语康复训练的条件的患者配戴人工耳蜗。

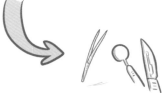

无手术禁忌证

语后聋患者植入要求较语前聋患者更为简单。

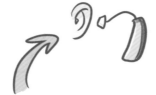

双耳重度或极重度感音神经性听力损失，配戴助听器效果不佳者。

对语后聋患者的要求

无手术禁忌证

当然，人工耳蜗植入后所达到的康复效果因人而异，建议保持适当的期待。

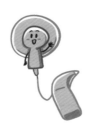

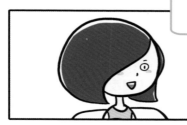

人工耳蜗植入术后患者可以马上听见声音吗？

植入人工耳蜗后并不能马上听到声音，首先需要植入体的位置和人体内环境处于相对稳定的状态。

确认伤口愈合后，术后20~30天进行开机，也就是激活人工耳蜗系统，患者才能听见声音。

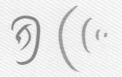

感觉充满能量！

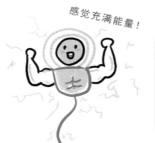

在人工耳蜗开机以后，还需要请专业人员进行调机，也就是将人工耳蜗调配到最适合患者的电流刺激强度，让患者慢慢适应人工耳蜗。

看来宝宝也很喜欢这首歌，
听这首歌动作活泼好多。

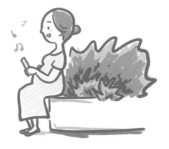

一般来说，孩子的听觉系统在妈妈的肚子里时就开始发育了，所以还在妈妈肚子里的时候，孩子就可以听到声音并做出反应。

然而，语前聋的孩子是在人工耳蜗开机时才第一次听到声音，所以对声音的适应、察知、分辨、识别和理解都需要一步一步去训练。待孩子能够听见和听懂声音以后，语言也会逐渐丰富起来。

哇呜呜……

我会很多很多……

没有什么可以难倒你的，加油！

由于通过人工耳蜗听到的声音和正常耳听到的声音有一些不同之处，所以语后聋的患者也可能需要进行听觉训练来适应人工耳蜗。

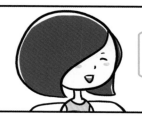

那么人工耳蜗可以终身使用吗？
如果体外机丢失怎么办呢？

痛……

人工耳蜗当然可以终身使用，没有严重的头部外伤（如植入侧颞骨骨折、头皮裂伤伴皮瓣感染）导致植入体损坏、移位等情况，植入体可以终身使用。

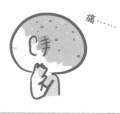

而体外机则需要长期的维护和保养来延续使用期限，厂家通常会提供一定期限的免费检修和维修服务。若条件允许还可以更新体外机。如果体外机丢失，可以重新配置，但一个体外机价格并不低，最好还是小心保管。

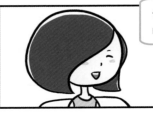

使用人工耳蜗可以在普通学校听课吗？

老师，我会答这题！

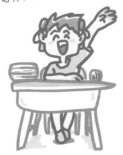

孩子到语训机构进行康复训练到能说会听的程度以后，就可以和听力发育正常的孩子一样在普通学校听课啦。

而且随着技术的发展，配戴人工耳蜗也能欣赏手机音乐或现场演奏的音乐了，有蓝牙功能的人工耳蜗还可以连接兼容的智能手机听音乐。当然这也是需要一定时间的适应过程，刚开始可能只能听到声音而无法欣赏。

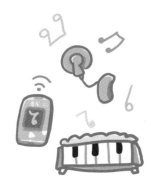

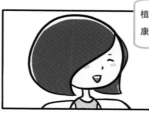

植入人工耳蜗以后要进行听觉-言语康复训练吗？

不同的情况有不同的康复需求，可以分为以下几种情况。

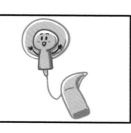

形容一下苹果吧。

小孩子植入人工耳蜗以后一般都需要进行听觉-言语康复训练，且不建议中断训练，训练时间间隔过长很可能影响后续的康复效果，导致训练要重新开始。

植入人工耳蜗的成年人分2种情况。

1.语前聋且有一定语言基础的成年人。
需要进行听觉-言语康复训练，适应后能够进行简单的对话交流。

2.语后聋的成年人。
可能需要听觉康复训练来适应声音，如果言语交流受影响则需要言语康复训练。

今天感觉怎么样？

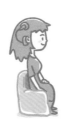
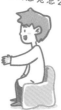

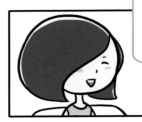

人工耳蜗刚开机时，小孩子可能会产生不适，经常想要摘下来，一般建议每天至少配戴多久时间呢？

每日最好配戴8小时以上，这有助于小孩子适应和学习语言。有研究显示，植入人工耳蜗的小孩每日配戴人工耳蜗的时间越长，越有助于言语的康复，还会显著提高听声反应、感知能力、表达能力等能力。

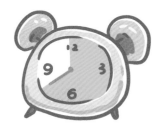

之前总觉得耳朵被电流刺激得麻麻的，戴了一段时间好多了。

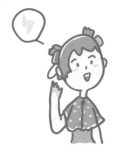

如果不经常配戴人工耳蜗，不仅会将孩子的适应时间拉长，还可能影响小孩的言语发展。
即使是成年人植入人工耳蜗也应经常配戴以帮助适应。

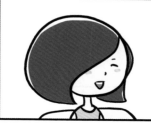

耳蜗畸形的患者可以植入人工耳蜗吗？

正常耳蜗

2.5圈

Mondini畸形

仅1.5圈

大部分耳蜗畸形，如Mondini畸形的患者都可以植入人工耳蜗，且术后恢复良好。

如果双侧耳朵均有严重耳蜗畸形，如Michel畸形，因缺失植入人工耳蜗的生理结构必要条件，重建听力可选用别的方法，如听觉脑干植入（ABI），但其价格更加昂贵。

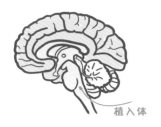

植入体

听觉脑干植入

须开颅

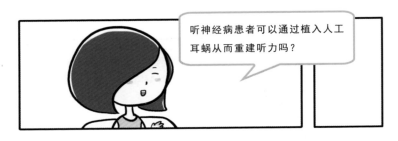

听神经病患者可以通过植入人工耳蜗从而重建听力吗？

·诊疗方案·

中国听神经病临床实践指南（2022版）

《中国听神经病临床实践指南（2022版）》显示，听神经病患者人工耳蜗植入干预的效果具有多样性，其植入效果与病变部位密切相关。

蜗神经

伴有其他周围神经病变、蜗神经发育不全或缺如等情况，人工耳蜗植入效果通常欠佳，需要慎重选择。

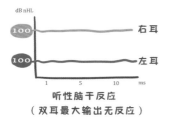

听性脑干反应
（双耳最大输出无反应）

而且，听神经病植入人工耳蜗还有一个前提——听力测试结果稳定且有证据明确显示为永久性听力损失。

需要小心的是，有些小孩子只是神经发育迟缓，随着年龄的增长，其神经发育可能逐步与神经正常发育的小孩接近，所以不应过早决定植入人工耳蜗。

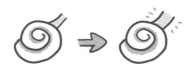

建议家长定期监测听神经病患儿的听力情况，并建议在24月龄左右给患儿进行人工耳蜗干预。

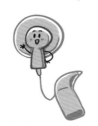

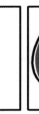
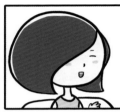

大前庭导水管综合征患者必须配戴人工耳蜗吗？

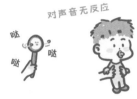

对声音无反应

哒
哒
哒

大多数大前庭导水管综合征患者一出生时，双耳就可能已经是重度听力损失的状态，可以先配戴助听器，若3～6个月无效则应考虑植入人工耳蜗。

如果发现患者有大前庭导水管综合征，但没有听力损失，暂时不用考虑助听器干预或人工耳蜗的干预，但应注意避免患者头部受到撞击，不要让患者进行剧烈的体育运动并让其远离噪音环境。

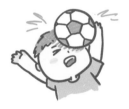

助听器

早期听力损失可先配戴助听器，若随着病情发展，最终发展为重度或极重度感音神经性听力损失，助听器无法补偿听力时应考虑植入人工耳蜗。

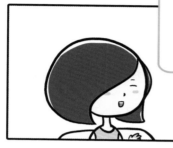

单侧植入人工耳蜗已经非常昂贵了，但是有研究显示双侧植入人工耳蜗比单侧植入人工耳蜗更好，这是为什么呢？

健全的双耳有双耳听觉优势，又叫双耳效应，能够帮助患者定位声源、提高患者对言语的识别能力、提高大脑中枢对声音的感知、提高患者对声音的立体感和音质的感知功能。

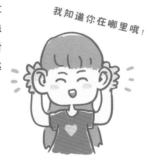

我知道你在哪里哦！

单侧植入人工耳蜗可能会出现声源定位差，嘈杂环境中言语识别困难的情况。大量研究证明双侧植入人工耳蜗同样能够提供双耳听觉优势，可以改善患者言语感知、声源定位能力等。

好吵，听不清你说话了！

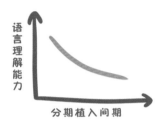

语言理解能力

分期植入间期

还有研究指出，双耳分期植入人工耳蜗的间期与语言的理解表达呈负相关，也就是分期植入人工耳蜗的间期越长，后植入人工耳蜗的耳朵听觉中枢越受影响，使得双耳语言发展不同步，影响双耳听觉优势。

因此，建议需要双耳植入人工耳蜗的患者最好同期植入；若分期植入，间期最好小于1.5年。

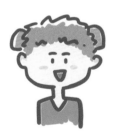

我是分期很长一段时间才植入另一边耳朵的人工耳蜗，感觉后植入的一边耳朵听声音的反应会慢一点……

人工耳蜗植入后体验分享

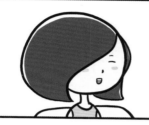

为什么符合条件的语前聋小孩越早植入人工耳蜗听觉恢复效果越好呢?

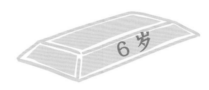

这是因为6岁前是儿童的听觉和言语发展的黄金期。

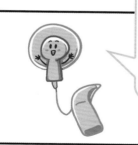

大量研究表明,小孩在6岁前越早植入人工耳蜗,对人工耳蜗的适应能力越好,听觉恢复效果也越好,更有助于小孩学习语言。

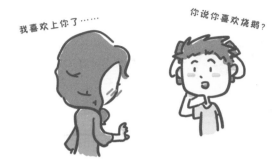

如果在6岁以前，听觉功能一直处于被剥夺状态，那么在6岁以后再植入人工耳蜗已经不在听觉发展和语言学习的黄金期，康复的效果就没有那么好。

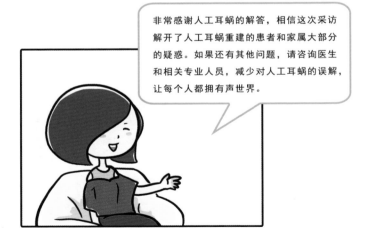

非常感谢人工耳蜗的解答，相信这次采访解开了人工耳蜗重建的患者和家属大部分的疑惑。如果还有其他问题，请咨询医生和相关专业人员，减少对人工耳蜗的误解，让每个人都拥有声世界。

（冯天赐　何咏欣　谭紫妍）

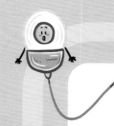

附录 2

新生儿听力筛查
解读及父母须知

附录 2　新生儿听力筛查解读及父母须知

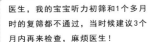

医生，我的宝宝听力初筛和1个多月时的复筛都不通过，当时候建议3个月内再来检查，麻烦医生！

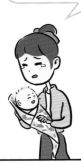

姓名：晴晴　　ID号：1234567

年龄：2.5月　　性别：女

足月顺产，出生体重3500g。
身高体重发育正常。
新生儿听力筛查初筛、复筛未通过。
已排除孕期药物史和感染史。
无耳聋家族史。

不用急，先做检查再看看。

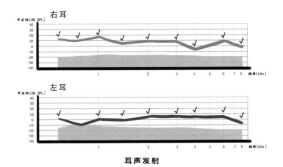

右耳

左耳

耳声发射

√代表引出

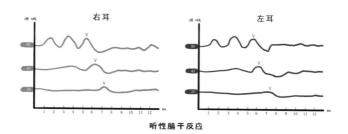

听性脑干反应

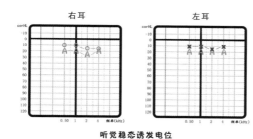

听觉稳态诱发电位

A 实际测量值
○ 右耳预估值
✗ 左耳预估值

小孩这次听力筛查结果都是正常的，之前两次听力筛查不通过可能是孩子的耳道或中耳腔里还有残留的胎脂或羊水，使结果出现了假阳性。

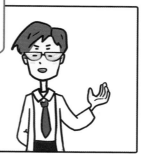

221

新生儿听力筛查解读及父母须知的小故事

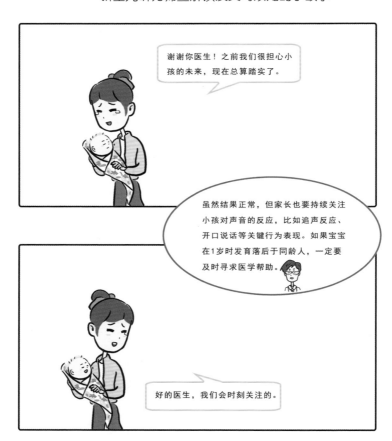

⑦ 您是否了解新生儿听力筛查？

20世纪90年代，我国学者提出针对听障儿童的"早发现""早干预""早治疗"的三早原则以来，我国的新生儿听力筛查工作在正确的方向上逐渐形成了符合国情的新生儿听力"筛查 - 干预 - 管理"一体化的技术规范。基于《新生儿疾病筛查技术规范（2010版）》，我国的新生儿先天性听力障碍的筛查工作得以安全、有效、全面的开展。

新生儿听力筛查（universal newborn hearing screening，UNHS），是在新生儿出生后自然睡眠或安静状态下通过耳声发射、自动听性脑干反应和声导抗等电生理学检测进行的客观、快速和无创的检查。

在我国，新生儿的听力损失发病率为 1‰ ～ 3‰。幸运的是，新生儿和婴幼儿的听力损失具有非常高的可干预性。UNHS 可分为普通人群筛查和目标人群筛查两类，分别针对所有的新生儿及涉及高危因素的新生儿。简单来说，我国新生儿听力筛查采用"1-3-6"的管理模式。即所有新生儿，均应该（非强制性）在出院前完成听力初筛，特殊情况出生的婴儿也应不晚于 1 月龄完成一次听力筛查；对听力初筛未通过者，需在 42 天完成听力复筛，在不晚于 3 月龄完成听力学及医学评估，明确诊断；所有确诊为永久性听力损失的婴幼儿，须在 6 月龄以内接受干预。

UNHS 的目的在于早期识别在单侧或双侧耳朵患有中度及以上程度的永久性听力损失的婴儿，并给予及时干预，以减少缺乏听觉信息刺激对其大脑发育和社会化等各方面的负面影响。此外，新生儿听力与基因联合筛查的方案也日趋成熟。该工作是筛查先天性或迟发性耳聋的重要手段。涉及的致聋基因主要包括等。

研究表明，UNHS 在儿童和青少年的语言、认知和学业发展方面具有长期益处。并且，在 6 个月内对患儿开始进行适当的干预措施对于减轻听力损失造成的负担至关重要。是我国遗传性耳聋发生的主要致病基因。基因联合筛查能够提高听力异常的检出率，有效检出迟发性、药物性耳聋。

(?) 关于小儿听力筛查，家长须知

1. 初筛未通过 ≠ 耳聋！新生儿听力筛查的初筛和复筛隔了 1 个月左右的时间，在这期间，宝宝耳道中的胎脂及中耳腔的羊水积液会被慢慢吸收，听觉系统也逐渐发育成熟。事实上，大多数初筛不通过的

宝宝相隔 1 个月再复筛，往往可以得到听力正常的结论。

2. 初筛通过 ≠ 听力正常！相较于先天性听力损失，迟发性的听力障碍往往难以早期发现。此类耳聋最早可出现在 8 ~ 12 个月，最晚可至 4 ~ 5 岁甚至更晚出现。听力联合筛查可弥补单纯听力筛查的不足，提高阳性检出率和发现遗传病因信息，早期预防药物性耳聋、迟发性耳聋的发生。对于基因筛查异常的宝宝，需要立即进行听力学、医学、遗传学联合诊断，明确病因和致聋基因，及时干预，密切关注随访。

3. 全部通过 ≠ 高枕无忧！家长们必须明确了解大脑在生命早期接受丰富有效的听觉 - 言语刺激对于儿童发育的关键作用。不排除部分筛查均通过的宝宝受其他基因或原因影响，导致迟发性听力损失的情况。所以每一个新生儿父母均应密切关注宝宝的听力和言语发育状况，一旦觉察到发育迟缓，需要立刻明确原因，必要时及时干预。

4. 关注高危因素！具有高危因素的新生儿听障发生率高，且具有迟发性、波动性的特点；高危因素不仅增加听力损失风险，同时也会推迟言语的发育。其中包括：新生儿重症监护病房（NICU）住院超过5 天；儿童期永久性听力障碍家族史；巨细胞病毒、风疹病毒、疱疹病毒、梅毒或毒浆体原虫（弓形体）病等引起的宫内感染；颅面形态畸形；出生体重低于 1500 克；高胆红素血症达到换血要求；新生儿窒息（Apgar 评分 1 分钟 0～4 分或 5 分钟 0～6 分）等。具有听力损失高危因素的新生儿，即使通过听力筛查，仍应当在 3 年内每年至少随访 1 次，在随访过程中怀疑有听力损失时，应当及时到听力障碍诊治机构就诊。

5. 如何选择干预方式? 确诊永久性听力损失的婴幼儿应该在确诊后及时进行验配助听器或在符合条件后尽早植入人工耳蜗。而部分畸形或综合征导致的传导性或混合性听力损失，则建议先分别获得准确的气骨导听阈明确诊断。合理验配助听器，再适时进行下一步手术或其他干预方式。干预方式需要根据患儿的年龄和颅骨发育情况进行恰当的选择。对于确诊为分泌性中耳炎的婴幼儿，家长需要尽量预防患儿感冒，保持正确的喂奶姿势，并定期随诊，若病程持续时间较长，必须尽早给患儿配戴合适的助听装置。合适的助听器能使患儿获得最佳的听觉效果，提供更多言语的发展机会。人工耳蜗作为一种植入装置，尤其适用于配戴助听器 3 个月以上而康复效果不佳的极重度听力损失患儿。也可以根据患儿的具体情况选择其他特殊类型的助听装置。

6. 小儿的听觉和发育，家长须知! 正常的大脑神经连接网络是在生命最初几年通过一系列刺激驱动过程建立起来的。大脑突触的形成和修剪在生命早期 2～3 年（即发育和成熟的关键时期）发展迅速，在儿童时期则显著下降。大脑的可塑性在生命早期 2～3 年是最大的，而听觉功能在新生儿期就迅速发育了。因此，家长要时刻关注小儿对不同频率、不同种类的声音的反应（包括反馈、选择、记忆、识别、注意、察觉）；关注其咿呀学语、词汇量和认知能力发展的关键信息。及时发现警示性指标，提高小儿的听觉行为反应、适应、粗大运动、精细动作、语言和个人社交行为能力，对促进小儿的健康成长有重大意义。

（罗伊雯　史文迪）